顾中一　北京友谊医院营养师，北京营养师协会理事

《最好的抉择》介绍了很多医生、患者共同进行医疗决策的故事，这本就是非常复杂的话题，各种价值观相互冲突，难得作者还写得很客观，不但有临床医学知识，还配合心理学、传播学进行了解读。这本书有助于患者做出更理性的选择，推荐给对医学感兴趣的年轻朋友们。

张明徽　清华大学医学中心细胞治疗研究所所长

疾病是人体的一种特殊状态，从分子、细胞和组织的异常逐步影响到器官的功能，最终会影响人的心理和精神状态。医疗，不仅要通过技术干预来消除疾病，也要考虑疾病状态下人的性格、心理、精神和社会因素对疾病的影响。只有医患共理、共情和共同决策的医疗干预，才是恰当的医疗，才是患者最好的抉择。

阎石　北京大学肿瘤医院外科医师，肿瘤学博士

医学是一门实践科学，面对众多的医疗选择时，医学又具有不可重复性，医学的这些天然属性造就了"决策冲突"这样的难题。这个难题不只属于患者、属于患者的亲人，还属于医生。

薄三郎　第二军医大学附属长海医院麻醉医生，《健康流言终结者》作者

医学是一门精妙却又不确定的科学。这些艰难的医疗决策背后，都有深刻的心理学基础。该书从故事入手，有趣易读，却见解深刻，有助于了解当前的医疗困境与思维误区，让你未来的求医问诊更清楚、更明白！

王烁　财新传媒主编，BetterRead 公号首席读书官

就医本身就是生活非常重要的一部分，特别是对那些难以治愈的病症来说，就医体验与治疗效果几乎一样重要。就像婚姻，无论找谁做伴侣，生活都有可能经历波折考验，但与一位相互信任的人共同面对，极为重要。就医注定是人生的低谷体验，信任更显珍贵。

安杨　北京人民广播电台主持人，医患共同决策论坛发起人

医疗决策，是人生最大的难题之一，每一个决策的背后，不仅是技术、数据、利弊等等，更有个人的生命观、价值观、思维逻辑能力在打底色。所以与其说这是一本教你如何进行最佳医疗决策的书，不如说这是一本让每个人审视自己内心，直达生命地心与自己对话，在生命最脆弱的时刻重新发现自己的医学哲理书。对于"医生—病人"这对生命共同体来说，这本书为彼此洞察提供了良机。

徐卓　陶斯后现代学院成员，清华大学幸福研究中心顾问，合作对话叙事医学专家

存在主义心理学家说：明知生而必死，依然希望活着；明知宇宙随机，依然寻求属于自己的意义。面对疾病的困扰，我们仍想要把握生活。
医生们训练有素，经验丰富，但是医疗选择不仅关乎知识，更关乎权利——把握自己的生活过程和方式的权利。《最好的抉择》是医生与你执手的桥梁，共同面对生命的已知与未知。

马彦茹 中国医师协会毕业后医学教育部副处长

这 16 个故事，反映了医患共同面对疾病、了解病情、反复沟通、穷尽医术、共抗疾病的过程，这种智慧，处处体现了医学的人文本质。

焦不急 生命关怀志愿者

在充满了高度不确定性的看病过程中，每一个选择都危机四伏、纠结万分，关乎你和亲人的生命质量，需要你立即提高智商、情商和医商。毫不夸张地说，《最好的抉择》就是你的医院生存指南。

高远 患者家属，以 18 个月求医路的感触极力推荐

我从《最好的抉择》中读到了面对疾病时医患双方的思考，获得了方法，明确了目标，相"读"恨晚。文中展现的世界观、方法论值得每个健康人读、每个病人读。

丹尼尔·吉尔伯特（Daniel Gilbert） 哈佛大学心理学教授，《哈佛幸福课》作者

《最好的抉择》是一本极为重要并且引人入胜的书，它能够改变，甚至拯救你的生命。

舍温·努兰（Sherwin Nuland） 耶鲁大学医学院外科医生、教授

格罗普曼的作品向来细致深入，笔触之间展现着他出色的临床技巧。此次他与哈茨班德联手，给我们奉上了一场智慧的盛宴，影响深远。这两位大师级的医生描述、分析并且理清楚了每一个病人在做医疗决定时的复杂情况，以其同情心、真诚的关怀还有丰富的经验，带领我们探索了这一过程。

罗恩·彻诺（Ron Chernow） 普利策奖得主，知名传记作家

作者提醒我们，医学是以人为本的——因此不可避免地会很复杂。病人们在做决定时想法往往会很微妙，人与人的医疗观念也不尽相同。本书精彩绝伦，案例分析扣人心弦，针对一直以来被人们忽略的医疗问题进行了及时并且细致入微的剖析。

乔纳森·阿尔特（Jonathan Alter） 美国著名报刊专栏作家

对于人们所患上的疾病，从高胆固醇到癌症，其治疗方案的选择往往处于灰色区域，令人沮丧。两位作者以卓越的才华，引领我们分析了人生中最为重要的决定。

丹·艾瑞里（Dan Ariely） 杜克大学行为经济学教授，《怪诞行为学》系列作者

格罗普曼和哈茨班德极为出色地剖析了影响我们做出医疗决定的外部和内部因素。无论是对于医生还是病人，《最好的抉择》都是必读书。

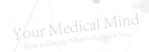

李忠　著名中医肿瘤临床专家，北京中医药大学教授

无论对于医生，还是患者及家属，这本书都非常值得一读。其细致而深入的案例描述引人入胜，我们真实感受到影响病人做出医疗决定的种种复杂因素，也改变了我们过去临床医疗中许多错误的认识，如何抉择对于患者而言关乎健康和生命，医疗决定的过程是一个互动的过程，这更需要医患共同的参与。

刘惠军　天津医科大学心理学研究所教授

《最好的抉择》以叙事方法展现了医疗决策的个体建构过程，并运用认知心理学、决策心理学和情绪心理学的最新研究成果，揭示了隐含在医疗决策背后的心理学原理。它提醒身为医生的我们，倾听患者内心的声音、探索患者脑中的想法是实现最佳医疗决策的必由之路。这本书极具启发意义，值得医生和患者共享。

李文　仁惠医生集团总裁

选择的背后是关于生命的终极思考。

王仲　清华长庚医院教授，著名重症医学专家

《最好的抉择》阐释了患者和医生共同参与决策的重要性，在经营自己的身体健康方面，患者是董事长，而医生只是 CEO，扮演职业经理人的角色。

张羽　北京协和医院妇产科副主任医师，《只有医生知道》作者

医疗非常复杂又专业度极强，生活中的每一个人都难免遭遇医疗的抉择，这其中，个人对医学的认识和理解不同，接收到的医疗信息又可能是不全面或者有失偏颇的，但是仍然要尽快做出抉择，在某种意义上，抉择注定了生活的方向和个人命运。《最好的抉择》通过很多医疗故事，抽丝剥茧地向你展露医学和人性的真相，让病人在迷茫中看到一丝光亮，让医生在执业生涯中重新思考自己的言行作为。

余可谊　北京协和医院骨科副教授

格罗普曼和哈茨班德两位医生以细腻的笔触、富有同理心的分析，通过精彩的案例展示了良好的医疗决策所需要的智慧。最好的抉择，既不是家长式的命令，也不是冷冰冰地把各种选项摊在病人面前任其选择，而是医生和病人相互信任，医生提供专业的判断，病人可以自行选择如何面对自己的病情，双方共同承担，共同决策。

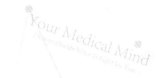

超值书单·"最好的医疗"三部曲

01 关于衰老与死亡，你必须知道的真相

《最好的告别》
作者：[美] 阿图·葛文德（Atul Gawande）

02 在不完美中探寻行医的真相

《医生的修炼》
作者：[美] 阿图·葛文德（Atul Gawande）

03 从"如何做"到"如何做得更好"

《医生的精进》
作者：[美] 阿图·葛文德（Atul Gawande）

关注成长·美好医生的养成历程

01 从菜鸟医生到优秀医生的养成历程

《醉简住院医生成长手记》
作者：[美] 迈克尔·柯林斯（Michael J. Collins）

02 来自优秀医生养成的顶级学习方法

《哈佛医学生的历练》
作者：[美] 艾伦·罗思曼（Ellen L.Rothman）

可以预见·医疗新标杆

01 颠覆时代的 7 个医疗关键词

《未来医疗》
作者：[美] 埃里克·托普（Eric Topol）

02 撬动式创新之火如何改变医疗

《创新者的处方》
作者：[美] 克莱顿·克里斯坦森（Clayton Christensen）
[美] 杰罗姆·格罗斯曼（Jerome Grossman）
[美] 黄捷升（Jason Hwang）

03 如何持续、正确、安全地把事情做好

《清单革命》
作者：[美] 阿图·葛文德（Atul Gawande）

医学人文新经典

关于看病就医过程中你必须知道的细节
《最好的抉择》告诉你如何做出明智的医疗决策

《最好的抉择》
作者：[美] 杰罗姆·格罗普曼（Jerome Groopman）
[美] 帕米拉·哈茨班德（Pamela Hartzband）

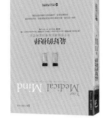 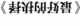

最好的抉择

关于看病就医你要知道的常识

Your Medical Mind

How to Decide What Is Right for You

〔美〕杰尔姆·格罗普曼 (Jerome Groopman)

帕米拉·哈茨班德 (Pamela Hartzband) ◎著

鞠玮婕 邓力◎译 王一方◎主编

浙江人民出版社
ZHEJIANG PEOPLE'S PUBLISHING HOUSE

致哈里和弗兰·哈茨班德，是你们教会了我们笃信者和怀疑者也能比翼连枝，也能求同存异六十余载。

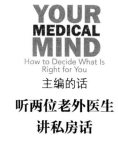

听两位老外医生
讲私房话

王一方

北京大学医学部 教授

　　这本书的名字如果直译，应该是"人人都有几根医脑筋"或"天生有医心"，细琢磨，还真有几分道理，在当今的慢病时代，一位老鸟级（5年病史以上）的高血压、糖尿病病人通过体验习得与自学掌握的高血压、糖尿病诊疗知识，可能比一位菜鸟级住院大夫还要多，互联网的便利更使得新知识层出不穷。不过，面对医学知识洪水般的"涌现"，一般的患者还是缺乏专业的甄别和选择能力，怎么办？不是要继续增加知识投放，而是要提升患者家人的分析与鉴别能力，并且不能离开专业人士的引领与参谋。我的朋友吴海云大夫，他是301医院的知名专家，他给病人的忠告是交几位医生朋友，我的补充是，要找一两位能跟你说私房话的好医生做朋友，能说私房话，交情才深，关系才铁。

《最好的抉择》就是两位老外医生的私房话实录，把密友之间的私房话拿到大庭广众来说，其实有几分不忍，各位不是作者铁哥们儿的读者分享时也不必拘谨，姑且偷着乐吧。很显然，这夫妻俩不是科学主义、消费主义、知识至上的追随者，而是有科学头脑，兼具人文情怀，有过社会历练，对生命彻悟的智者。"老外"说话喜欢直来直去，说它是私房话，因为人家没有装腔作势，也没有穿靴戴帽，不卖弄知识与学问，也不寻求自我保护（说一半，藏一半），而是屁股坐在患者的凳子上，把心交给病人，真心实意地帮助病人与家属来做兵棋推演，绘制明智的框架图（整体决策）与详尽的路线图（诊疗路径）。穿越技术的团团迷雾，捅开消费的窗户纸，自曝家底，自叹无奈。如同兵无常势，战无常法，人类生命是一个美丽的谜团，玄妙无比，医学却只是一门不完美的学问。虽说诊疗决策离不开坚硬的科学与先锋的技术，更不能离开内心的德性与人性良知，面对时而生机无限，时而危机重重的医疗迷局，即使医生人人都宅心仁厚、一往情深、百拼千搏，最后还有可能万般无奈、忍痛撤离。若要给医疗"兵法"一个精准的归纳，两句话：做聪明的病人，做明智的决策。

　　翻开书，仔细盘点书中的"9章"兵法，来看看两位美国医生都说了哪些有价值的私房话？

　　首先，既要尊重科学，也不能被科学主义绑架，当今医疗活动中检查项目多之又多，不胜枚举，但数据是死的，病情是活的，切不可迷信权威数据。对于医生来说，治疗方案绝非依据某一权威的检测数据就能贸然决定，医生需要了解患者在病况之外的生命境遇，进入患者身处的场景，与患者充分沟通。只有与患者共情、共识的忠告才是最好的忠告。

　　其次，苦难的悲悯与共情来自于生命的体验，多找那些自己或亲人曾罹患疾病的医生看病，因为他们遭遇过苦难，会悲悯敬畏。所以，中医历史上有"三折肱为良医"之说，也无怪乎柏拉图会感叹："只有生过病的医生才是好医生。"这句私房话说来有点儿损，但的确是实情。

　　其三，到医院去会医生，不要有炫耀财富的土豪之心（医生，你不要考虑钱的问题，有什么好药，好技术统统上来），也不要当"技术迷"，或"技术控"（最好给点什么最新的药物，用上最新、最尖端的技术）。要明白，临床上的最佳诊疗方案不是技术最牛、花费最奢的方案，而是最适宜的、最可行的方案。

其四，诊疗有明显的"窗口效应"。心脑意外发生时的救治窗口期只有几分钟，肿瘤早期的手术窗口期也不长，此时的机遇关乎生死，转瞬即逝，一丝一毫都不能放过。择良机，出奇兵，建奇功，手术也罢，药物也罢，快刀斩乱麻，切不可贻误。

其五，相信同病才会相怜，同病总是相惜。医生应该让前面的病人以生命体验换来的诊疗智慧接力给后续的病人。患者也要高度重视病友间的交流，不仅只是治疗经验的习得，还有情感的相互温暖，生命信念的相互支撑。

其六，互惠的医患关系中，大家双向获益，医生可以给病人最先进的技术，患者可以回馈医生最细微的体验。人们的内心里，总有一个针药无法抵达的"膏肓"，如同希尔弗斯坦笔下的绘本《失落的一角》，缺了一角的圆历经千辛万苦，找到了合适的一角，却不能神遇原初的梦，也未能拥有舒适完美的结局。因此，即使是医患共同决策，也不是完胜的方案，生活中，每个人都是有缺憾的决策者。医生、医院也无时无刻不在拯救那些生死两茫茫的疾苦之人，多给他们一些理解，他们就会加倍努力，从这个意义上讲，信任自己的医生才是最好的抉择。

其七，民主平权的社会语境里，诊室"探戈"究竟应该由谁来领舞？没有标准答案，还是"边协商，边迈步"好，这样才能找到医患共同决策中的和弦与和谐。在传统的医疗情景中，医生处于决策主导者的地位，扮演着大家长（医生是严父，护士是慈母）的角色，但如果我们将自己的身体比作商业战场中经营的事业，那么病人就处于董事长的位置，而医生就像这个企业的CEO，是职业经理人的角色。病人出资，会有各种朴素或非分的诊疗诉求、模糊的诊疗目标，而医生掌握专门的医疗知识和技能，应该通过共情与沟通帮助他们廓清那些模糊、甚至糊涂的意念，建立明晰的疾病框架图、诊疗路线图。临床医疗决策，既不能只全听"董事长"的（你想怎么治？你想吃什么药？我来给你开），也不能全由"CEO"做主（这事你懂吗？不懂，就全听我的摆布），任何一方的单独决策都是有缺陷的，共同协商才能补全缺憾，做出最明智的决策，并求得主客两安。

其八，生命终末期，亲人进入弥留之际，选择适时放弃是最明智的，这样做不是"不仁不孝"，恰恰是人类最后的慈爱与悲歌。不应该在人生的宿命与生存的诱惑之间故作坚强，发愿永不言弃，苦熬、死撑，结局只能是人财两空，亲情两悲。

其九，家属为失去意识的亲人做代理医疗决策时，不应该奉行"己所不欲，勿施于人"（我如何⋯⋯）的老原则，而应倡导"人所不欲，勿施于人"（他将如何⋯⋯）的新意向。多想想在煎熬中，折磨中的亲人如何解脱，如何解放，如何安宁、安详、安顿，转念去缔结爱的遗产。

总之，《最好的抉择》里的超级私房话对于患者和医生都有重要的启发，在诊疗的战略、策略、战术三个层面，都提出了不同凡响的新思维、新兵法，值得我们细细咀嚼、反思。不过，需要反复强调，在疾病面前，医生并不是万能的，最好的治疗结果绝非只是赛先生（科学征服）的智慧，而是需要德先生（民主协商）的胸怀。我们必须倡导、尝试推行医患共同决策的新模式，唯有开启医患共同决策的通道，才能看一病，长一智，告别"白痴型患者"与"智斗型患者"的钟摆律，走出"斗气、斗嘴、斗力、斗法"的怪圈，也走出医患间的人性迷局。

王一方

医学人文学者，北京大学医学人文研究院教授，
北京大学科学史与科学哲学中心研究员。为北京
大学医学部博士生、硕士生主讲医学哲学、医学
思想史、健康传播、生死观等课程。

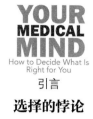

选择的悖论

> 我们面对无尽的信息，却仍然渴求智慧。
>
> ——爱德华·威尔逊

每天，数以千计的人都在思考这样一个问题：我到底应不应该吃某种药，进行某种治疗？对于一些人来说，他们考虑这个问题是为了健康而防患于未然；对于另外一些人来说，则是为了医治疾病，要在不同的治疗手段中抉择。[1] 对于大部分现代人来说，做决定是一件越来越难的事情。这不是难在缺乏信息——形形色色的专家，包括网上的、电视节目里的、广播节目里的、杂志上的、各式各样的家庭医疗必备手册上的，所有的这些专家都会告诉你做什么最好。有些专家坚持认为你应该尽量多做一些检查，多试一些治疗手段。另一些专家则认为什么事情都贵在精而不是多。那么到底谁是对的呢？其实，答案往往不是专家给出的，解铃还须系铃人，最后做决定的还是你自己。

为了提高自己的发球水平，戴夫·西蒙已经苦练了好几个月了。虽然刚刚退役，但是他还保持着健美的身材和健康的体魄。为了将自己的网球水平再提升一个层次，他着实下了一番功夫。现在正是赛点，戴夫决定将这场比赛一举拿下。他发出了一个球，之后迅速上网，一只脚迈出弓箭步准备截击。但他就在挥拍击球的一刹那，重重地摔在了球场上，无力地躺在泥地里。他想试着爬起来，但是分明感到右手和右脚都不听自己使唤了。他能够听到球友在大声地叫自己的名字，询问到底出了什么事情。话在嘴边，但戴夫就是说不出来。

戴夫想说："原来中风的症状是这样的！医生之前警告过我，我有可能会中风。"

"咔哒"一声，戴夫的心血管内科（以下简称心内科）医生推开诊室的门走了进来。戴夫忽然从这可怕的噩梦中惊醒。原来是一场梦！自己是在医生的办公室里，而不是躺在网球场上。戴夫连忙伸伸自己的右手右腿，确认一下刚才中风的惨剧没有发生在自己身上。

医生说："早上好，戴夫。上次提到的药物治疗，你有没有考虑好？要不我们今天就开始治疗吧？"

几周前的例行检查中，内科医生发现戴夫的脉搏跳动不规律。心电图显示戴夫有心房颤动（以下简称房颤），这是一种常见的心律失常问题[2]。医生让戴夫去看心内科医生，但是第二次做心电图的时候却显示一切正常。心内科医生让戴夫全天佩戴心脏监护器，结果发现戴夫果然偶有心率失常的情况，症状非常轻微，甚至戴夫自己都感觉不到。医生说这种问题严重时有可能在心脏里形成血栓，一旦血栓脱落，上行入脑就可能导致中风[①]。当然，临床中真正引发中风的概率并不算高。如果想避免血栓的形成，可以采用一些药物治疗。不过药物治疗有可能产生严重的副作用，其中最主要的就是出血。

戴夫有一位走得比较近的邻居，他之前就服用过这种药物。几年

---

① 据估算，在每 5 个中风病例中就有 1 个是心房颤动引起的。

前，这位邻居坐飞机去欧洲，飞行途中突然药物的副作用发作，导致他大口地呕血。当时情况非常严重，邻居几乎就要撑不下去了。好在飞机立刻调整航向，紧急停靠在格陵兰岛，之后机组人员迅速将邻居送往医院；那时他已经完全处于休克状态了。最后，通过紧急抢救，邻居才捡回了一条命。

戴夫想到中风时的惨状就感到脊背发凉，但邻居呕血几乎丧命的场景仿若眼前，他的脑子不断在这两个场景中打转。戴夫看了看医生，只好说："我还没想好。"

戴夫现在的状态，被心理学家称为"决策冲突"（decisional conflict），即在不同的方案之间拿不定主意。戴夫知道这是个生死攸关的抉择，但他又担心，无论选择哪个，自己都会后悔。

在我们采访苏珊·鲍威尔的时候，她已经做出了决定：虽然自己胆固醇过高，但是她还是不准备服用他汀类药物。

苏珊其实明白高胆固醇是怎么回事，也清楚这种病的危害[3]。有些医生认为一些病人"不愿意接受自己的病情"，而她不属于这种情况。苏珊今年 51 岁了，是一名护士助理，每天的工作就是护理各种年龄和背景的病人。疾病也各式各样，从充血性心力衰竭到癌症都有。医生告诉苏珊，胆固醇过高有可能引发心脏病和中风，建议她开始服用他汀类药物。这类药苏珊非常熟悉，几个大的品牌如立普妥、瑞舒伐他汀和舒降之，她都耳熟能详。她护理的一些病人就服用过这些药物，她也经常在电视和杂志上看到推销这些药物的广告。

苏珊告诉我们，一旦自己出现健康问题，她会对各种治疗手段持怀疑态度。"我爸爸也有高胆固醇，他什么药都没吃却依然很长寿，晚年也很健康。我对于吃什么药非常小心，总之我就是那种不太愿意吃药的人。如果我有个头疼脑热的，我就会那么熬着；我绝对不会一感冒就去吃泰诺。"

按照我们的分类，苏珊是一名"怀疑者"。你可能也是一位这样的怀疑者，或者你会在苏珊的身上看到某位亲友的影子。

当然，也有可能你跟米歇尔·伯德一样，对于应该怎样接受治疗有另一套看法。米歇尔是波士顿一所大学的行政人员。她今年也是50多岁了，每天都坚持运动。

她非常骄傲的是，自己不到29分钟就能够"快走"超过3千米。米歇尔在大学里主修营养学，所以对自己的饮食非常在意。几年前的一次常规体检中，她发现自己的血压略微偏高。米歇尔告诉我们："我当时马上就开始吃降压药，我想要采用对自己最好的治疗手段，这就意味着我必须主动治疗。"米歇尔的父母都患有高血压，好在父母双方都没有因此罹患中风、心肌梗死或者肾脏疾病。米歇尔说："我也不想因为高血压得这些病。"

但是当米歇尔·伯德刚刚开始服药的时候，第一种药物并没有改善她的血压，而第二种药物则带来了一些副作用[4]。米歇尔没有迟疑，立刻采用了第三种抗高血压药物，这次的药物没什么问题。

每天早晚，米歇尔都会给自己量血压，把结果填写在一张表单上。她说："如果我遇到一个问题，我会尽自己所能，找到最好的解决方案。"之后，当我们问："你现在的收缩压是120①多一点，你自己是否满意？"她说："只能说是差强人意吧。"她短暂停顿之后又说："我还是不太满意。"米歇尔知道120是判断血压正常与否的标准，但是她还是说："我希望自己的血压能够回到110。"出于这个原因，她让自己的医生加大现有药物的剂量，或者增加另一种治疗手段。医生说那样其实没有必要，但是米歇尔还是坚持要医生按照自己说的做。她想要的是最充分的治疗。米歇尔说："我就是这种人。当我设定了一个目标，就一定要达成。"按照我们的分类，米歇尔是一个"笃信者"，

---

① 血压值单位为毫米汞柱，即 mmHg。——译者注

她认为最充分的治疗是保持健康的最佳途径。

我们在采访完苏珊·鲍威尔和米歇尔·伯德之后没多久，我们又遇到了亚历克斯·米勒。他现在也是 50 岁出头。亚历克斯是一名会计师，做事情讲究精确和条理。他每天的工作就是分析整理数据。他的胆固醇指标跟苏珊一样高，同时也有轻微的高血压，就跟米歇尔一样。刚才我们提到，苏珊认为因为血压偏高就吃他汀类药物是没有什么道理的，亚历克斯·米勒则每天都服用降胆固醇药物。他认为这样能够保持自己的健康。看到这里，你可能以为他也会像米歇尔·伯德那样，因为自己血压偏高就积极采用各种治疗手段吧？但是亚历克斯没有。他认为没有必要为了高血压而服药。

每次去医院体检，亚历克斯的胆固醇水平都很稳定。但是他的血压却起起伏伏，有时候稍高。医生花了一年多去说服亚历克斯，他最后才不太情愿地开始服用降压药。但是降压药的副作用非常大，他说："我感到自己很晕，有种身体不属于自己的感觉。"医生安慰他说，这些副作用很快就会消失的，实在不行，还有其他降压药可以选择。但是亚历克斯拒绝再去尝试别的治疗手段，这跟米歇尔完全不同。对米歇尔来说，即使这一种药有副作用，她还是会非常积极地尝试另一种新药。

有一些病人对于药物治疗给自己带来的风险和益处认识不足，医生管这种情况叫作"健康文盲"，但是亚历克斯不属于"健康文盲"。他对数字非常敏感，一看到医生提供的数据，就能够明白自己高血压的严重程度和可能产生的危害。但是亚历克斯在网上看到一篇文章说，这些年来专家对血压的正常范围不断进行调整，原来正常的血压范围现在则被认为非常危险。亚历克斯说："这就像是踢足球，但是门柱动来动去。"

亚历克斯不但了解高血压的危害，他也明白治疗可能带来的风险。他说："我不知道有多少人会去认真看一下药物的种种副作用。如果他们看过的话，我怀疑他们还会不会去吃这些药。"

我们问他："各方面的信息你都掌握得很充分。这会让你做起决定来更有信心呢，还是让你更加忧虑？"

他回答说："两者兼而有之吧。"

寻找医学数据背后的答案

苏珊·鲍威尔和米歇尔·伯德选择的治疗手段完全不同。苏珊深深地怀疑医学治疗，认为治疗越少越好，"少即是多"。而米歇尔呢，她追求最充分的治疗，相信只要积极主动，就能够比同样疾病的患者获得更好的治疗效果。而亚历克斯·米勒对待治疗的态度则是两者兼而有之。

那么，对于他们每个人，到底有没有一个绝对正确的治疗方案呢？

虽然科技在不断进步，但是许多医学领域仍然处于灰色地带中。对一些疾病而言，什么时候应该治疗和应该怎样治疗，现在的医生都无法提供一个明确的回答。这是一个让人不安的现实。很多时候，针对一种疾病有多种疗法，每种疗法都有自己的风险和益处。对于每个人来说，想要找到最合适自己的治疗方法并不是一件简单的事情。

人们为什么会选择某一种治疗手段？在被问及这个问题时，人们经常会说，服用某种药物，做某种手术，自己感到很"心安"。解释一般到此为止了。但到底是什么让他们觉得这种治疗手段（或者不采用任何治疗手段）很"心安"，而那种治疗手段不太"心安"？"心安"从何而来？是什么样的力量决定了患者对于某种治疗手段的好恶？如果患者知道了是什么在影响自己的判断，他们能不能够因此做出更好的医疗决定呢？

从事临床治疗 30 多年的我们，在面对病人抑或自己时，对于这些最根本的问题还是没有明确的答案。我们在医学院受过严格的教育，担任过住院医生，在医学研究中心工作多年，但是关于患者为什么会选择这种治疗手段而不是另一种治疗手段的问题，从来没有人教过我们。

为了寻找答案，我们一开始先是从医疗决定的分析入手。这种分析方式源于经济学，被医疗保健制度决策者和保险公司广泛应用。医疗决定分析显示，可以用数字来抽象概括人们对于疾病的体验。根据这些数字能够计算出什么治疗手段是最好的，而它也将是最理性的治疗手段。这样一来，我们就把复杂的决定过程简化成了简单的数学运算。很多人都愿意使用这个方法，因为这很好理解。但是阅读大量的文献后，我们发现这一方法的假设有误，实际上没有办法达到其所宣称的效果。

在继续寻求答案的过程中，我们想到一句威廉·奥斯勒爵士（Sir William Osler）的名言。奥斯勒爵士是20世纪杰出的医生。他指出，要想弄清楚复杂的医疗诊断，医生必须仔细地听取病人的陈述，因为正确的治疗手段就隐藏在他告诉你的话中。这一论断现在广为人知。因此，我们开始采访病人，问他们是怎样决定采用哪一种治疗手段的。这是我们寻找答案的出发点。

此后，我们开始对数十位患者进行长时间的访谈。这些患者年龄各异，他们来自全美各个地方，经济状况各异，所患的疾病严重程度不同，也拥有不同的种族、肤色和宗教。我们请他们分享自己的故事：他们是怎么患病的，医生又是怎么诊断的，医生给他们提供了怎样的建议，他们在选择治疗方案的过程中考虑了哪些因素。很多时候，我们会一直跟他们保持联系，多次跟他们交谈，一方面试图了解他们的治病过程，另一方面也可以了解他们生活中的每个细节——亲人对他们的健康状态和疾病的态度；他们的亲戚朋友之前是否得过这种病，有没有同样面临过这些选择；他们从亲属关系、工作、宗教信仰那里获得了什么知识，这些知识是否指引了他们决定的过程。本书就是我们一步一步了解这些患者思维过程的结晶。在整个过程中，我们听患者说得越多，我们对于他们的了解就越深刻。之后我们采用心理学和认知科学领域最新的研究成果，用分析他们的故事的方式来判断他们是怎样做出自己的医疗决定的，用这种方式来回答我们一开始给自己提出的问题。

限于本书篇幅，我们不可能向读者讲述听到过的所有故事，所以我们选取了其中一些有代表性的例子，这些例子最能揭示影响病人做出医疗决定的种种因素。你在书里会读到一位教师、一位战略规划师、一位健身教练、一位画廊主、一位家庭主妇、一位心理学家以及一位图书管理员的故事。你还会在书里读到一些其他病人的心路历程。我们非常感谢这些人那么开诚布公，那么坦率，愿意跟我们分享他们在做医疗决定时的成功和失败。

本书一开始先描述了那些不太严重的疾病，这些病在常规体检中就能够检查出来，比方说高胆固醇，或者轻微的高血压。之后我们会谈到一些比较严重的疾病，比方说心脏病以及癌症。最后我们会谈到那些命悬一线的决定，这些决定必须在几秒钟内做出。有时候这些决定不是由病人自己做的，而是由亲人或者医生代替他们做出的。

在每个例子里，我们仔细考虑了影响病人做决定的重要因素，可能病人自己都没有意识到这些因素，但却可能会让病人偏离原来的思考方式，并影响他们的决定。我们认为，只有摆脱了这些因素的影响，病人在做决定的时候才有可能会更加自信，更好地把握自己的决定。这样便能够排除各种互相冲突的建议的干扰，根据自身的情况选择最适合的治疗手段。

张明徽
清华大学医学中心细胞治疗研究所所长

疾病是人体的一种特殊状态，从分子、细胞和组织的异常逐步影响到器官的功能，最终会影响人的心理和精神状态。医疗，不仅要通过技术干预来消除疾病，也要考虑疾病状态下人的性格、心理、精神和社会因素对疾病的影响。只有医患共理、共情和共同决策的医疗干预，才是恰当的医疗，才是患者最好的抉择。

YOUR MEDICAL MIND
How to Decide What Is Right for You

目录

迷失在庞杂的医疗数据里 / 001

> 人们总想依靠权威数据帮自己找到心安的医疗决定，但却发现手中资料代表的意见并不都是一致的。那么到底该如何分辨网上的医疗信息、拨开药物广告的迷雾呢？

简单的疾病，复杂的决定

"损失厌恶"的患者

健康素养决定了你的选择

病人是如何被广告影响的

疾病的共性与患者的个性

在风险与偏好中寻找平衡

高脂血症
患者的抉择

04 未来会不会后悔现在的决定

身体的痛苦、认知的偏差，加上传统思维的误区，使得病人不知是该相信医学技术，还是自然恢复的力量，那么该如何在千头万绪的困惑中理出一条清晰的思路，避免做出极端危险的决定？

不断拖延的手术决定

痛苦指数对医疗决定的影响

不完美的手术和不完美的情绪

与医生沟通的心态

一个人看病不如找个人陪

做了决定，可能失望但不后悔

关节疾病
患者的抉择

05 听听病友的意见

当科学或医生都无法帮你做出医疗决定时，不妨试试聆听其他人的亲身经历，从别人的经验中预知自己的未来是否充满挫折和逆境，评估现在所做决定对将来可能造成的影响。

风险投资家的医疗风险分析

在 20 个专家、百万条搜索结果里找答案

比较不同治疗手段效果的 3 个方法

渴望相信和有必要怀疑

社交网络在求医过程中的作用

前列腺癌
患者的抉择

乳腺癌
患者的抉择

白血病
患者的抉择

01

迷失在庞杂的医疗数据里

YOUR
MEDICAL
MIND

姓名 苏珊

性别 女

职业 助理护士

年龄 51 岁

症状及病史：

胆固醇偏高，可能诱发心肌梗死

处理方式：

服用他汀类药物

就医中的困惑：

药物副作用可能导致肌肉疼痛、肝损伤

高脂血症
hyperlipidemia

苏珊·鲍威尔是我们最早访谈的病人之一。我们一开始的想法是从那些较为普遍和看似简单的疾病入手，去了解病人是怎样获取信息并做出相关医疗决定的，例如如果胆固醇过高，是否要吃他汀类药物。一开始，我们以为做这类决定并不复杂。但其实，苏珊要做的决定一点都不简单。

简单的疾病，复杂的决定

苏珊一般天不亮就起床了。她给丈夫和孩子做好早饭，之后就去上班。她是一名护士助理，给病人检查身体是她的本职工作。这天，接近傍晚的时候，苏珊到她新的初级保健医生那里去做进一步的身体检查。

苏珊这一辈子都没有生过什么病。跟很多妇女一样，她只是在几个女儿出生的时候请了妇产科医生为她接生，此外就是每年进行例行体检。但是当苏珊快到 45 岁的时候，她跟我们说："我觉得我现在应该开始找一位初级保健医生了。"她的妇科医生也是这么想的，所以就给苏珊介绍了一位年轻医生。这位年轻的医生刚刚开始在波士顿的一家教学医院执业。

几周前，苏珊第一次去见这位医生。医生发现，虽然苏珊的饮食非常健康，也经常参加体育运动，但是体重似乎还是有一点超标。苏珊同意医生的这个观察结论，她答应减掉一些体重。之后，医生还给苏珊验了血。苏珊今天就是专程去拿化验结果的。

医生说："看起来一切正常，不过你的胆固醇有一点儿高。你知道胆固醇有两种，一种是'好'胆固醇，一种是'坏'胆固醇。"

苏珊点点头。

"你的总胆固醇是 240[①]，这远远在正常标准之上。其中'好'胆固醇，也就是 HDL，只有 37，太低了。但是'坏'胆固醇，也就是 LDL，则高达 179。"

医生把化验结果打印了一份，递给苏珊。"因为你现在的饮食已经很健康了，也经常运动，所以我觉得唯一的办法就是服药。好在我们针对这种小毛病有非常好的治疗方法。这个是处方，"医生一边说一边递给苏珊一张小小的绿色纸片，上面是一种他汀类药物的名字，"麻烦你一个月之后再过来一次，我们再验一次血。我觉得那时你应该不会有什么问题了，不过要是还有什么问题的话，你到时候直接跟我说就好了。"

苏珊把处方折好，放进钱包里。

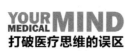

他汀类药物是全世界被开得最多的处方药物之一。仅仅在美国，就有超过 2 500 万人服用这种药物来控制自己的胆固醇。胆固醇是血管中的脂肪沉积物，高胆固醇是引发动脉粥样

---

① 胆固醇指标的单位为：mg/dL。——译者注

硬化的关键因素，有可能诱发急性心肌梗死和中风。1972 年，日本科学家最先发现了他汀类药物。如今，市面上的他汀类产品已经超过了几十种。这种药物可以抑制肝脏中制造胆固醇的一种酶。美国、欧洲以及世界上其他国家的专家通过流行病学分析和临床试验获得了大量数据，测试药物对于预防心肌梗死的有效性，据此制定了服用他汀类药物的基本规则。

苏珊对于医生开给她的这种他汀类药物非常熟悉；这种药是白色的，就像一只微型橄榄球，她自己照看的许多病人也在服用这种药。在接下来的日子里，医生的处方一直夹在苏珊的钱包里面。直到有一天她去教堂的时候，正好路过附近的一家药店。苏珊想了想，还是没有停下来进店去买医生开给自己的药。

那个星期天，苏珊在教堂里看到了一个熟人，就坐在自己前面几排的位置。等做好礼拜，这个年纪比苏珊稍长几岁的妇人挣扎着站了起来。她的丈夫挽着她的胳膊，慢慢地扶她走向隔壁的午餐厅。餐厅的午饭是自助餐，妇人坐着不动，等她丈夫把食物端过来。等吃好饭，她的丈夫朝苏珊招招手，请苏珊过去说说话。因为苏珊是医务工作者，所以教友遇到医疗问题的时候，经常会请苏珊出出主意。

苏珊问："你现在还好吗？"

那个妇人说："不太好。我浑身肌肉痛得不行。我自己也不知道这得痛多久。"

妇人说她几个月之前开始服用一种他汀类药物。一开始她没有感到什么异常，但是从上个星期开始，她浑身都痛了起来。虽然医生让她立刻停止服药，但是她依然浑身剧痛，坐也不是，卧也不是，就是找不到一个舒服的姿势，就连躺着都痛。苏珊也看到了，这个妇人甚至都不能自己从椅子上站起来，也不能走路。

在这个阳光温暖的冬日下午，苏珊一边从教堂走回家，一边回想自己的父亲迈克尔·鲍威尔。父亲是一位有自己独立想法的人，对一切事物都敢于质疑，从来不会人云亦云。父亲也有高血脂，大概也是在苏珊这个年纪发现的。那个时候，人们才刚刚发现高血脂可能会诱发心脏病。但是父亲跟苏珊说："人们现在吃药吃得太多了。"他从来不会因为自己胆固醇高而服用任何药物。最后，父亲还是很长寿，生活充实，一辈子尝试了各种新鲜的事物。

一个月之后，苏珊回到了医生那里。医生问苏珊："你觉得这些药的效果怎么样啊？"

"我后来决定不服用这些药。"苏珊答。

医生一脸惊讶，同时又有点着急："你要吃药啊，这很重要。不吃不行的。"

YOUR MEDICAL MIND
打破医疗思维的误区

像苏珊这样的病人不在少数。研究显示，在拿到控制高胆固醇的他汀类药物处方的病人中，超过一半的人要么根本没有吃，要么在服药几个月之后就停止了。在一些研究项目中，许多实验对象受到密切关注，研究人员经常会随访，给他们打电话，督促他们服药，但是还是有 25%～35% 的概率病人会停止服用他汀类药物。一些专家称此为"不依从"或者"不遵医嘱"的行为，即患者不愿意按照规定的疗程服药。这种现象也不仅仅只出现在他汀类药物上。许多研究显示，有 20%～50% 的高血压、糖尿病、骨质疏松或者哮喘的患者不会按照医生建议的疗程服药。全美社区药剂师协会于 2006 年对一系列常见病的治疗情况进行了调查，结果显示，

31% 的患者不会去拿处方上开的药，29% 的患者在一个疗程吃完之前就停止服药了。

||||||||||||||||||||||||||||||||||||||||||||||||||||||||||||||||||||||||||||||||||||||||||||||||||

5 年之后，当我们再次访问苏珊的时候，我们想搞清楚她不去按处方买药的深层原因。她见过那些罹患心肌梗死或者中风的病人，所以肯定知道高胆固醇的危害。

她说："我跟父亲很像。不管做什么，他都非常投入，他是非常积极的一个人。我就想过他那样的生活。他在世的时候胆固醇也很高，就像我一样，但是他从来没有吃过什么药。"苏珊停顿了一会儿，继续说："我相信对于一些人来说胆固醇 240 确实非常危险。但是对于另一些人来说，比方说我们家族的人，这可能不是什么危险的指标。"

我们经常听一些人的故事，以及他们所做的这样或那样的决定。这些人及其决定往往会影响我们对自身，以及整个世界的认识。这种外界对我们思维的塑造从幼儿时期便开始了：在我们全神贯注地听父母讲童话、晚上睡觉之前听父母读故事书的时候。当我们成长起来，接触的人更多了，开始从同事、朋友和熟人们的经验中学习。我们还可能从书籍、杂志、电影、电视以及网络上接触各种故事。这些故事一旦细细品味，我们就会不由自主地将自己代入。我们开始设想，如果我们也遇到类似的情况，我们将经历怎样的人生，会做哪些决定。认知心理学家将这种别人的故事对我们施加的强烈影响称为"易得性偏差"（availability bias）。一些故事或者某人的经历，特别是那些激烈的、不平常的部分，会在我们脑海中留下深刻的印象：我们会很容易记住这些故事，当遇到艰难的选择，在千钧一发之际，就会很容易地想起这些我们已"获得"的别人的经历。

"损失厌恶"的患者

我们作为医生，在过去 30 年里接待过无数的病人。许许多多病人都像苏珊这样，有一个亲戚、朋友或者熟人曾经接受过某种治疗，但是之后产生了严重的副作用，正如苏珊在教堂里看到的那个妇人一样。其他时候，我们也曾经听说过自己认识的某个人决定不按照医生给的治疗方案来，但是仍然活得健康长寿，就像苏珊的爸爸一样。我们还见过有一些病人，他们一进医院就要求医生给他们开某一种药或者是某一个牌子的药，因为他们听说自己一个朋友也得了类似的病，吃的就是这种药。

所有这些故事，有的让人担心，有的让人安心，但是不管怎样总会极大地影响我们的取舍。每一个鲜活的故事都似乎预示着未来会发生什么。病人刚刚开始判断自己的病情，思考应该采取怎样的治疗手段的时候，受到"易得性偏差"的影响最大；这是决定他们偏差最强大也是最常见的力量。

当然，苏珊在教堂里面看到那个妇人只是偶然。但是就算她没有看到那个妇人，她可能还是会上网搜索，找到一个开始没什么问题但是突然之间浑身疼痛的人的案例，因为这是他汀类药物最常见的副作用；也许苏珊还会看到某个人因为服用他汀类药物而肝中毒或者肠胃不适，这些也是他汀类药物的副作用，只不过比较少见。当然，如果你亲眼看到了一个人受到副作用的折磨，这对你的影响要比听来的故事要大。但是就算故事是听来的，它还是能够影响人们的思维。

我们在临床治疗中也曾经遇到过这样的例子，比方说一个病人看到了那个教堂里的妇人出现的副作用之后，会自我强化之前的主观感受，或者说偏见。苏珊是一个怀疑者，她跟我们说："我从小就是这样，我先生也是这种人，在教育子女的健康问题时，我们也是用这种思路。"

也有一些人，他们认为疾病在自然状态中发展才是最好的。在这种颇为流行的观点影响下，他们不愿意服用他汀类药物。按照他们的逻辑，大自然是富有智慧的，依靠自己的身体才能恢复得最好。伏尔泰就是一位持这种观点的人，他强调："医学的艺术就是让病人放心而已；真正治病的还是大自然。"

许多认同这种观点的人认为他们应该依靠锻炼和食疗，比方说食用燕麦或者红酒，抑或其他"自然的"食材来治疗高胆固醇。他们认为药物不过是一种人工合成的化学制品，可能会带来事先无法预知的危害。这种思路叫作"自然主义"，或者用认知科学的话来说，这叫作"自然主义偏差"（naturalism bias）。他们认为一定有一种更聪明、更安全的自然疗法，不借助人工合成的药物就能预防和治愈疾病。

YOUR MEDICAL MIND 打破医疗思维的误区

罗格斯大学心理学教授格雷琴·查普曼（Gretchen Chapman）曾经做过广泛调查，研究病人是怎么做出医疗决定的。她在一个实验中揭示了病人是怎么产生这种偏差的。她问一个病人：你愿意服用从植物等纯天然材料中提取的药物呢，还是愿意服用在实验室人工合成的药物？虽然两者化学成分完全相同，但那些有自然主义倾向的病人一定会选择纯天然的药物，尽管它跟在实验室合成的药物没有任何区别。

苏珊从来没有过任何健康问题，一直都感觉自己身体素质不错。她跟我们说："每天，我都在想自己的生活是多么美好。"她相信，如果她不坚持之前的质疑态度，开始吃医生开的药的话，自己会损失很多东西。比方说她就会失去这种幸福的感觉，失去独立自主的意志，失去照顾家庭和病人的愉悦，失去跟教堂里的教友在一起的快乐。她担心一旦自己吃了那种白色的橄榄形小药丸，这一切都会从自己的生命中消失。

苏珊非常健康，但就算是那些不太健康的人，在服用新药时也会顾虑重重。英语里有句谚语："已知的恶魔总比未知的恶魔好。"虽然这是老生常谈，但是许多人宁愿维持现状，也不愿意采取其他行动，因为担心情况可能会变得更糟糕。心理学家将这种心理称为"损失厌恶"（loss aversion）。认知科学领域的研究显示，人类对于损失比获得更为敏感。一旦利益不确定，或者要等一会儿才能获得，那么，对于相应损失的厌恶就更加严重。当年苏珊的爸爸没有因为高胆固醇吃药，在苏珊的心里，如果她爸爸吃药的话，根本没有什么好处，只可能面对损失。

因为我们所有人都深受故事的影响，我们必须记得所有这些故事其实都只是个案。轶闻都是个案，研究者称其为"部分"。这些个案中的人进行医疗选择的经历可能会给你留下深刻的印象，但是他们的选择不代表更大多数患者的普遍经验。对于一种治疗的风险和益处，一般人可能感到非常抽象，通过这些个案你似乎能够获得实实在在的感觉。但是这些案例也有可能会误导你，让你高估这些案例发生的概率。

通过数据，我们能够将各种故事放在一个更大的背景中予以理解。如果苏珊了解了高胆固醇病例的统计数据，了解了心血管疾病的发病风险，用数据去理解医生的建议，她有没有可能回心转意呢？

健康素养决定了你的选择

了解某种治疗手段所带来的风险和益处的能力，专家们称之为"健康素养"（health literacy）。这是一种很重要的技能，**关键点在于这种技**

能能让我们了解一种疗法的科学数据，让我们在做医疗决定时更加深思熟虑，最后获得的效果远比听故事选择的方法好。苏珊的医生是这样说的："让我告诉你，为什么服用这种药物对你来说非常重要。只要服用了他汀类药物，接下来 10 年里，你发生急性心肌梗死的概率会下降 30% 之多。"

决策背后的心理学
YOUR MEDICAL MIND

健康素养

健康素养是个体获取、理解和处理基本的健康信息或服务，并运用这些信息和服务做出健康决策以维持和促进自身健康的能力。很多研究证明健康素养水平的高低与个体健康有直接的相关关系。它是健康教育和健康促进的目标，被国际公认为是维持全民健康的最经济有效的策略。

虽然苏珊一直都是一个怀疑者，但是"30%"还是一个很诱人的比例。但是她马上就想到了教堂里的那位妇人。于是她问："那么发生副作用的概率是多少呢？"

医生回答："我之前就说过了，你现在服用的剂量那么低，我认为不会出现任何副作用。最多也只有百分之几的人会出现肌肉疼痛的症状。而且就算是出现了这种副作用，只要停止服药，副作用就会消失的。"医生盯着苏珊，继续说："你服用药物能够有 30% 的益处，出现副作用的风险很低，根本没有办法与益处相比。"苏珊答应医生回去好好考虑一下。

调查显示，超过 60% 的患者会上网寻找医疗信息，而这一比例还在不断升高。当苏珊在谷歌搜索框里输入"治疗高胆固醇"这几个字时，能够搜索到的结果超过 1 600 万条。她从上往下一条一条地浏览。其中有一些是医学会提供的建议，一些是来自是药厂和医院的信息，还有一些是其他患者的私人博客。

在接下来的几个月里，苏珊不断上网搜索信息，只要是关于胆固醇的信息她都有兴趣看。她发现有一个政府资助的网站，与美国卫生部网站相链接。她一眼就看到了这个网站是关于"公众健康信息"的。网站上罗列了各种不同的疾病，苏珊找到有关"胆固醇"的项目，点击进去。一进去，她就看到了"10 年之内发生急性心肌梗死风险计算器"，苏珊一下子意识到，这就是自己一直想搞清楚的问题。虽然说她的父亲一辈子都很健康，但就事论事，她自己的风险又有多高呢？

把个人信息填进计算器不是什么很难的事情。苏珊输入了自己的年龄、总胆固醇量、"好"胆固醇量，所有这些信息都在医生递给她的化验报告上。抽不抽烟？嗯，我不抽烟；血压也很正常，最高不过 120；目前没有服用相关药物。一切填好，她点击页面下方那个"计算你未来10 年发生急性心肌梗死的风险"按钮，结果马上就出来了。页面显示："风险指数：1%。这说明在 100 个情况跟你类似的人中，未来 10 年内只有一位有可能发生急性心肌梗死。"

苏珊舒了口气，她目不转睛地盯着屏幕。她跟自己说，这意味着，100 个像我这样的人里面，99 个在未来 10 年都不用担心会发生急性心肌梗死。苏珊立马感到放松了好多。

用这个网站，苏珊找到了一个在健康素养方面至关重要的数据，即如果不采用药物治疗，自己发病的风险有多高。他汀类药物能够将苏珊发生急性心肌梗死的风险降低 30%。好，我们现在看一下这意味着什么。

如果不采取任何治疗，苏珊发生急性心肌梗死的概率是 1%。如果说 100 个苏珊这样的妇女中有一个人会发生急性心肌梗死，那么 200 个人里就有两个，300 个人里就有三个。他汀类药物治疗能够将发病的风险降低 30%，也就是说能够降低约 1/3。假设有 300 个妇女，她们的情况跟苏珊相同，如果不服药的话其中有三个人可能会发生急性心肌梗死。但是如果她们都服药的话，那么三个人里有一个可能就不会发病了，要记住，服药能够将发病率降低 1/3。而另外 2 个妇女，虽然吃了药，但是还是会发生急性心肌梗死。不论剩下的 297 个人有没有服用药物，她们可能都不会发病。所以服药对于他们来说没有什么好处。

对于很多人来说，这个数据可能会让他们大吃一惊。当你听到他汀类药物能够将苏珊患病的风险降低 30%，听起来好像是如果苏珊不马上服用药物的话，她百分之百会发生急性心肌梗死。而刚才我们进行的计算则是"需要治疗的病人数"，即在一群人中，究竟多少个人服用药物才会给一个病人带来益处。对于苏珊的情况而言，只有 300 个人都服用他汀类药物，才会有一个人能够获得服药的益处。通过计算"需要治疗的病人数"，你才能搞清楚服药对于具体某一个人来说到底有多大益处。

健康素养的第二个关键点在于，同样一份数据，可以从积极角度看，也可以从消极角度看。这种改变数据呈现方式的方法叫作"框架效应"。一开始，我们先告诉你服用药物的好处是将发生急性心肌梗死的风险降低 30%。从这个角度看，似乎服用他汀类药物的益处非常大。但是如果换另一个角度来考察他汀类药物的作用，即："多少个人同时服用他汀类药物，才会有一个人能够预防急性心肌梗死？"这样服药的益处看起来就小得多。当然，可能有人会这样想问题："如果我就是 300 个人里面服药有效的那个人的话，那么这种药对我的效果就是 100%。"

苏珊在这个网站上发现的这种"决策工具"就是用来帮助患有各种疾病的人做决定，提高自己的健康素养的。如果你能够准确地理解疾病的数据，就能够将科学与听到的故事有机结合，把一个人的数据和一群人的数据结合起来理解。苏珊现在明白了服用他汀类药物对于预防急性心肌梗死的疗效概率，当我们进行交谈的时候，她也认真考虑了她会不会是那个服药之后就可以避免发生急性心肌梗死的幸运儿。但是她还是没办法不去想在教堂里见到的那个妇人。一旦产生副作用，自己可能会损失得很多很多。

健康素养的第三个关键点就在于，理解某种治疗手段可能带来的风险。苏珊在教堂里遇到的那位熟人身上出现了他汀类药物最常见的副作用：因为炎症而导致的肌肉疼痛。这种药物有时候也可能导致肝中毒、肠胃不适、腹部疼痛、恶心反胃，不过这些副作用比较少见。但是苏珊的医生也告诉她了，只有"百分之几"的病人会出现这些副作用。只有1%～10%的人会因为服用他汀类药物而产生肌肉疼痛。一些医生认为你应该服用大剂量的他汀类药物来降低LDL，即那些"坏"胆固醇，从而预防急性心肌梗死。但是大剂量服用某些他汀类药物的疗法更有可能导致肌肉疼痛。医学界对于大剂量他汀类药物疗法的风险和回报一直存在争议。

如果我们将标准剂量和大剂量他汀类药物疗法对比起来考虑，那么我们便能够准确地预测副作用的概率：出现副作用的概率是1%～10%。但是，如果换个角度看，不会出现副作用的概率是90%～99%，看这个数据则让人放心得多。

苏珊之后继续在这个政府网站上搜索。她看到网站上说："想要了解您的风险指数的意义，以及怎样降低您发生急性心肌梗死的风险，请点击'高血脂——你一定要明白的事'。"苏珊把医生给她的所有数据都摊在桌上。接下来，她按照电脑屏幕上的指南一步一步计算，发现自己处于第四档的风险——中低度风险范围。根据网站上的指南，她要做的事是将自己血液中的"坏"胆固醇，即 LDL，控制在 160 以下，方式是采用"温柔体贴式"的饮食疗法：健康饮食，经常锻炼。苏珊继续往下看。如果饮食和锻炼之后"坏"胆固醇还是没有降低，指南说，"那么你就应该开始服用药物了"。

苏珊深深陷在自己的椅子里，盯着屏幕看了又看。她对自己说，我的饮食没有问题，也经常做运动，甚至可以说成天都站着，都没有坐下来的时候。她又开始考虑自己发生急性心肌梗死的概率，如果现在开始服用药物的话能够起到多大作用："我最后还是觉得，服用他汀类药物的风险太大了。"

病人是如何被广告影响的

哈佛大学教育学教授霍华德·加德纳[①]曾经写过一篇文章，讨论同样的信息可以用怎样不同的形式表达出来。一种方式是用数字。以医学为例，你能够看到患上某种疾病的概率，以及采取某一种特定疗法的风险和益处。同样的信息也可以用视觉的方式表达，比方说用线段图或者柱形图来说明这些数据。还有一种方式是用故事，其他病人在遇到这些风险和益处的时候是怎样选择的，他们的结果又是如何。与很多其他的教育学家和心理学家认为的一样，加德纳的研究也显示，我们所有人都最容易被故事所说服。这些故事会不断回响在我们的脑子里，深深地刻

---

① 霍华德·加德纳（Howard Gardner）是当今最具影响力的发展心理学家和教育学家，被誉为"多元智能理论之父"，著有《智能的结构》《领导智慧》等，这两本书的中文简体字版（经典版）已由湛庐文化策划、浙江人民出版社出版。——编者注

在我们的记忆里。最后，我们希望数据和图表能够告诉我们一些故事，有了故事，我们才能够把自己设想成故事的主人公。

很多药品广告中都会使用数据，但是从根本上说这些广告都是专门设计出来，用于讲述动人故事的。看完医生，苏珊·鲍威尔在接下来几周里开始特别留心关于他汀类药物的广告来。这个时候，她才发现这些广告真是铺天盖地。早间电视节目里到处都是，晚间节目也一样。打开自己订阅的杂志，基本上每本都会有至少一两页宣传他汀类药物的广告。

类似的广告我们自己也见过。当我们对这些药物考虑得越多，我们就会发现药厂非常了解人们是怎么决定要不要服用某一种药物的。人们可能会像苏珊一样有各种心理障碍，这些药品广告就是专门用来攻克这种心理障碍的，尤其是人们"损失厌恶"的心理。这些广告用最动人的方式将服药的好处呈现，再通过精心挑选的图片和故事，最大限度地利用人们的"易得性偏差"。

而在所有这些广告中，最生动的要数电视广告。许多这类广告都有一个预兆性的开篇。在一则广告中，一位年长男士正在慢跑，背景里传来一个清晰的声音，说胆固醇过高可能会引发心肌梗死。接下来，观众们看到一位慈祥的医生开出了一张他汀类药物处方，这位患病的年长男士接过来，露出一脸感激的微笑。之后，广告的气氛变得温馨又明亮，这位男士（大概已经开始服用他汀类药物了）正跟他的家人一起庆祝自己的又一个生日。镜头给了蛋糕和点燃的蜡烛一个特写，这位男士用强劲健康的气息吹熄蜡烛上跳动的火焰，他的妻子、儿女以及孙子孙女都开心地鼓掌。这个故事的潜台词是，多亏了这小小的他汀类药物，这位男士才能继续过上丰富充实的生活。当观众的注意力完全放在这让人愉悦的生日会的时候，一个低沉的声音才会开始列举这种药物的种种副作用。

但是，苏珊没有被电视屏幕上的温馨画面吸引，她的注意力还是放在广告里提及的副作用上："我跟我的女儿一起看的广告，之后我们脑子里不断地回想这些副作用：肌肉疼痛、腹部不适、肝损伤。难怪他们要想办法分散你的注意力。"

有一些处方药厂商直接面向消费者做广告，厂商号称这是为了教育消费者。这些广告的支持者们说，这些广告能够唤起公众对于自己健康状况的关注，还能鼓励病人们学习哪些治疗手段是有用的，促进医生和病人之间的沟通，从而让公众更加积极地关爱自己。2009 年，这类药品广告的预算大约是 50 亿美元，是美国国家食品与药品管理局预算的两倍。

YOUR MEDICAL MIND
打破医疗思维的误区

加州大学洛杉矶分校医学中心的一群研究人员对于在全美电视网络播出的处方药广告进行了研究。他们主要选取的是在晚上 8 点到 11 点和晚间新闻一样的黄金时间播出的那些药品广告。研究人员发现，在一年时间内，一个普通的美国电视观众至少会收看 1 000 条处方药广告。加起来时长超过 16 个小时——这比一个美国人去拜访初级保健医生的平均时间要多得多。

研究还认为，绝大多数电视广告并没有起到教育消费者的作用。这些广告没有充分告知人们：普通人产生健康问题的原因；对不同的患者群体来说，某种疾病是罕见还是普通；究竟谁真正能够从治疗中获得益处，而这益处又有多大。不管怎么说，这些广告还是起到了某些效果，最起码是在销售上：根据美国众议院能源和商务委员会的一项分析报告显示，药厂每投入 1 000 美元的广告费用，就能够多开出 24 份该药品的处方。

达特茅斯卫生政策和临床实践研究所的研究人员进行了一项同样发人深省的研究，他们就药品平面广告对患者的吸引力进行了研究。整个研究实验邀请了 500 名成年人。其中第一组实验对象看的是真实播出的广告；第二组实验对象看到了同样的广告，唯一不同的是第一组广告的最后是这份药物的简要说明，而第二组实验对象看到的则是"药品信息栏"，栏目用一种清晰易懂的方式给出了药品的信息，类似刚才我们帮苏珊计算服用他汀类药物的益处和风险那样。整个实验的实验对象来自全美各地，虽然参与实验的女性稍多，但是整体还是体现了全美人口的多样性。在这个他汀类药物的广告里，一个像苏珊一样年纪的女人面带微笑，精力充沛地在雨中漫步。她手里拿着一把伞，以免被暴雨淋成落汤鸡。这张照片很清楚地传达了一个信息，即他汀类药物治疗能够帮助那些审慎的患者保护自己不受心肌梗死的威胁。

达特茅斯实验的结果让人印象非常深刻。在那些看到真广告的实验对象中，超过 2/3 的人会依赖药厂挑选过的信息，这些人大幅度地高估了他汀类药物治疗能够给自己带来的益处。他们想象中的药物疗效是实际疗效的 10 倍。而第二组呢，将近 3/4 的实验对象在看过药品信息栏之后，正确地理解了采用他汀类药物治疗会产生的实际疗效。

另一项发现则更加惊人。如果用简单易懂的方式告诉人们，他汀类药物对于预防可能发生的心脏病的真实疗效，超过之前两倍的人将会表示，考虑到这种药物的副作用，他们不会服用他汀类药物。这项发现完全出人意料，完全跟传统相悖，因为传统上人们认为，如果人们没有按照医生所说的"理性"的方式去选择，主要原因是因为他们缺乏清晰易懂的信息。专家们以为，一旦病人充分准确地"了解"到了某种药物的信息，他就会听从医生的建议，选择"最好"的治疗方案，在我们的例子里，就是服用他汀类药物。但是在达特茅斯的研究中，结果并不是这样。就算掌握了清晰的信息，病人们对于风险和益处的考虑还是与医生不同，他们不太愿意服用药物。

决策背后的心理学
YOUR MEDICAL MIND

损失厌恶

就算拥有清晰易懂的信息，病人还是不愿意为了看起来比较小的未来收益而冒发生副作用的风险，这就是"损失厌恶"。信息越清晰，"损失厌恶"的作用就越明显。达特茅斯的研究显示，像苏珊这样的人很多，他们就算清楚地了解所有数据的意义，也还是不愿意服用他汀类药物。

疾病的共性与患者的个性

就在苏珊跟自己的保健医生讨论过病情之后没多久，她的公司更换了员工医疗保险计划，苏珊因此有机会根据新的医疗保险计划，换一个新的保健医生。她选择了我们医院的雅克·卡特博士。在过去 4 年时间里，卡特博士一直都是苏珊的内科大夫。卡特博士今年 60 岁出头，是一位个子高高的、肩膀很宽的男士，总是面带微笑。他跟我们说，跟苏珊这种病人讨论要不要服用他汀类药物的问题，是肯定会引起争论的。所以在讨论之前，他喜欢先开几句玩笑。

看到苏珊又来做检查，卡特说："哈哈，我好像又看到之前挺熟悉的场景了。"

苏珊哈哈大笑。

卡特博士直言不讳地告诉苏珊："验血结果表明，你的胆固醇水平还是很高。现在是 280。我认为你现在真的应该开始服药了。"如果使用苏珊之前在网上找到的那个风险计算器，那么苏珊发生急性心肌梗死的风险已从 1% 上升到了 2%。之前 300 个服药的人里有一个能被治好，那么现在 150 个服药的人里就有一个能被治好。

苏珊回答说："我会继续调整我的饮食。"

卡特医生说："这很好。但是你知道我肯定还是会坚持让你吃药的。"

苏珊点点头，但还是说："我也会坚持不吃药的。"

在这次对话之后不久，我们跟卡特博士交谈时，他跟我们说："很多时候，病人到底愿意采用哪种治疗方式，跟他们掌握的知识完全没有关系。你经常会遇到像苏珊·鲍威尔这样的人，这种人让你很惊讶。她的职业是护士助理，所以她很清楚心血管病的各种并发症，但是她就是不愿意服用他汀类药物。"

当苏珊一而再再而三地拒绝服用他汀类药物的时候，她之前的保健医生就摊牌说，如果你不按照我说的去做，那么你就另请高明吧。但是当我们跟卡特博士谈到这个问题时，他摇摇头说他经常听到这种故事。

"这种做法是不对的。这是那种传统的、把病人当作孩子的家长式医疗。你应该知道，最终还是病人自己选择要采用哪种治疗方式。作为医生，只有意识到病人完全可以不服用你开的处方时你才会明白：就算你认为某种方式对病人真的有好处，并希望他们采纳，还是必须跟他们坐下来好好谈谈，与他们达成共识。医生给病人治病其实归根到底是一个双方谈判的过程。"

卡特博士在北卡罗来纳州长大，他的父亲是一名管道工助理，但是因为是非裔美国人，所以没有办法在自己的行当里升职。在去念医学院之前，卡特博士曾经在华盛顿特区的卫生部工作。他的工作是改善社区卫生、监控下水道系统、清理垃圾，总之就是满足社区的各种卫生需求。卡特博士谈起那份工作时说："你必须学会怎么跟形形色色的人打交道，绝对不能跟他们说你必须怎么办。在那份工作中我第一次意识到交谈的重要性。人们很愿意跟别人讨论为什么自己要那样做。"

当卡特博士接诊一位新病人时，他从来不指望自己只要一说，病人就照做："医生会搬出一大堆医学理论出来，各种各样关于治疗的益处和风险的数据。但是病人们经常会说：'可是我不想吃那些药。我就是不想吃。'或者病人们会问，你说的这种治疗手段是否真的最适合他自己。所以，你不妨一两个月之后再请他们过来，然后老话重提。有可能他们还是不乐意。而当你第三次提出这个问题的时候，你才会看到病人们开始认真思考这个问题。"

"作为一名医生，你必须不断地尝试找到一个合适的角度，跟病人讨论病情。它不会有一个立竿见影的效果。绝对不是：'因为所以，科学道理，好的，你按这个处方去抓药吧。'如果你这样跟病人说，很多时候你会看到他们朝你笑笑，接过处方放进钱包里，但是绝对不会按照处方去抓药。"

当苏珊·鲍威尔第一次遇到卡特博士，要跟他讨论一下自己的高胆固醇问题时，她跟卡特博士说："现在我的身体出了问题，不管我吃什么药，都会影响我的身体。你可以给我提不同的建议，告诉我如果不服用他汀类药物的话，短期内会发生什么情况，长期内又会发生什么情况，可能会对我的身体造成什么伤害；你的说法跟我自己的想法不一样，也都没问题。但是请你记住，是药三分毒，药是有副作用的。有可能会导致我肚子痛，也有可能我会浑身肌肉痛。我不吃药，是因为至少我现在还没有遇到过问题。"

其实苏珊在上网搜索的时候已经看到了，按照国家标准建议，如果饮食和锻炼没有改善她的高胆固醇水平的话，那么像她这样的妇女还是接受他汀类药物治疗为妙。但是也有一些专家质疑这种建议，他们认为就算药物治疗对某个病人是有效的，但还是不能抵消副作用带来的风险。卡特博士对此特别敏感，他知道其中的差别，也完全同意给群体的建议和给某个病人的建议之间是应该有所区别的。他之所以会这样敏感，可能是因为他除了在哈佛大学获得了公共卫生硕士学位之外，还在乔治城大学读了医学博士。卡特说："给某个病人提供医疗建议，跟给整个人群提供医疗建议的思路完全不同。"比方说，你在给几百万高血脂患者提供医疗建议的时候，你可以说服用他汀类药物能够让患者发生急性心肌梗死的风险从 1% 降低到 0.7%，公众该怎么选择很好理解，因为从公共卫生的角度看，服用他汀类药物是必要的。但是如果是给个人提建议，他汀类药物的益处可能就没那么明显了。

卡特博士告诉我们，虽然他希望一切平安无事，但是苏珊·鲍威尔的情况在未来可能会发生改变——她的想法可能也会随之改变。她可能会出现高胆固醇的症状，比方说冠状动脉疾病导致的胸痛，或者脑部动脉血管斑块聚积而导致的眩晕。事实上，卡特博士承认，一个健康的人是很难想象以后生病时的情况的。但是在这些症状产生之前，"苏珊可能不会服用这些药物"。卡特博士接着说："对苏珊来说，我必须提醒她注意所有可能诱发心脏病的因素。我很留心地监测她的血压并希望她能够再减掉几斤体重。尽管她现在也经常锻炼，但我还是希望她能够再多参加一些运动。"

卡特博士还是不断请苏珊考虑服用他汀类药物："因为我认为吃药是会有效果的。很明显，有一些人的胆固醇也很高，甚至比苏珊的还要高，但他们就算活到 80 多岁身体还是很好。所以也不排除苏珊不服用药物，也能度过幸福而长寿的一生的可能性。"

苏珊·鲍威尔和卡特医生之间的谈话简短而直接，但是我们能够从中汲取很多经验。从一开始，苏珊就想让医生明白自己的原则，即我的病由我自己做决定。因为，最终从治疗中获得好处的是病人自己，因副作用而受到伤害的也是病人自己。但是苏珊也承认，这个原则并不意味着病人自己总是对的，或者说医生没有资格提出不同的意见。事实上，苏珊在一次访问中很直接地跟我们说："我不害怕医生给我提反对意见。但是当我说明自己的观点的时候，我希望医生能够理解我。"

在风险与偏好中寻找平衡

在接下来 5 年多的时间里，苏珊·鲍威尔都没有接受他汀类药物的治疗。但是她跟我们说："如果我患的是癌症，可能我不会做现在这样的决定。"也就是说，面对像癌症那样紧急且可能致命的疾病，她是不会拒绝治疗的。虽然她还是可能会选择副作用最小的治疗方式，不过一旦病情需要，她也不会因为自己是一个医学怀疑者而拒绝放疗或者化疗。尽管苏珊·鲍威尔坚持不吃那些控制胆固醇的药物，但这也不是说她就是一个顽固偏执的人。病人对于某种治疗方式的偏好很多情况下比我们大家想象的要灵活得多，他们也并没有看上去的那么固执。

苏珊跟我们分享了一个她朋友的故事，以说明她自己是怎么看待确诊了的癌症的："医生跟我朋友说，你需要进行手术来移除喉咙上的肿瘤，之后再进行化疗。"苏珊的朋友并不想那样治疗。苏珊说："虽然我不是医生，但是家人和教堂里的朋友还是经常向我咨询医疗建议，毕竟我也算是一个医务工作者。"所以苏珊问自己的朋友："你是否曾看到过关于治疗的什么东西？医生告诉你这种治疗有什么副作用了吗？你能够忍受什么副作用？如果出现那种副作用，你需要忍受的痛苦到底是什么程度的？"苏珊继续跟她的朋友说："你看，所有的决定都得你自己做。生命是有尽头的，但是现在有机会能够延长你的生命，让你活得更久一点，虽然会有这样那样的副作用或者问题。那么，你会怎么选择呢？"当提供了自己的观点之后，苏珊总是不忘加上一句："这是我个人的观点，主意还得你自己拿。"苏珊的朋友最终还是选择了进行治疗，虽然很痛苦很艰难，她说话的能力也受到了影响，吃饭的时候也有各种不便，但是她并不抱怨自己当初的决定。

正如我们看到的，苏珊的决定并不简单。她必须考虑益处与风险两方面的信息，而这些信息用不同的方式看有不同的效果。之后她还得在听到的别人的故事、"损失厌恶"和她自己怀疑的天性这三者之间找到一个平衡。

在跟苏珊谈话之后，我们也开始分别从医生的角度和患者的角度，来反思自己对于医疗的经验。好多个清晨在小区里散步时，我们两位作者对各自的思维方式、价值观和各种喜好都进行了激烈的讨论。

我们意识到，我们两人在开始医生的职业生涯时，对于救死扶伤的理解很不同。可能我们中出现了那种所谓"异性相吸"的情况吧。其中一个人，就像米歇尔·伯德那样，认为任何事情都要积极主动；而另一个人则像苏珊·鲍威尔，特别害怕过犹不及。我们觉得这很有意思，因为我们上的医学院没有什么太大不同，而我们一直都在同一家医院工作。

我们最后的结论是，**我们需要了解病人们为什么会做这样的决定。而要想搞清楚这个，我们必须了解自己对医疗的观点最初是怎么产生**

的，在我们的一生中它又是怎么发展的。

焦不急
生命关怀志愿者

一个人在生病、住院、临终的时候，除了疾病本身的伤害，其实还有来自急于行销的医疗广告的商源性伤害，来自急于行善的医生的医源性伤害，以及来自急于行孝的亲人的亲源性伤害，我称之为二次伤害、三次伤害和四次伤害。避免这四种伤害的法宝，就是这本书提到的"健康素养"，就是掌握和运用自决原则、行善原则和不伤害原则。只有这样，你才能在"荆棘密布"的医疗丛林里行走、觅食和生存。否则，分分钟都会以爱的名义，遭受或实施爱的暴力。

扫码下载"湛庐阅读"APP，
搜索"最好的抉择"，
到国内外专业医疗网站查询权威医疗信息，
还可获取本书参考文献。

02

相信现代医学还是
怀疑它的可靠性

YOUR
MEDICAL
MIND

杰尔姆	**姓名**	**姓名**	帕米拉
男	**性别**	**性别**	女
肿瘤科医生	**职业**	**职业**	内分泌科医生
45 岁	**年龄**	**年龄**	40 岁

症状及病史：

高血脂，有冠状动脉疾病家族病史

处理方式：

服用他汀类药物

就医中的困惑：

曾是医学笃信者，因腰痛追求极致治疗，
手术失败后产生怀疑

症状及病史：

有甲亢家族病史，膝关节扭伤、肿大

处理方式：

接受医学治疗，做核磁共振检查

就医中的困惑：

厌恶风险和副作用，追求极简治疗

高脂血症
hyperlipidemia

甲亢
Hyperthyroidism

了解患者比认识疾病更重要

当我们还是医学生的时候，最开始学习的技能之一就是去了解某个病人的"病史"。老师教给我们一个基本的框架：首先问清楚病人是什么时候发现疾病的症状的，随着时间的推移症状有什么改变，他们又做过些什么事情让症状有所减轻或者有所加重了；然后再询问病人的病史，接受过哪些治疗，他家人——包括他的祖父母、父母、兄弟姐妹的健康状况；最后，还要了解病人现在和之前的生活习惯，比如他是否抽烟、酗酒，还要问一些有关生活方式的问题，比方说是否运动，饮食情况、婚姻状况如何，或者有没有什么别的伴侣关系，从事什么工作。所有这些信息都能够让医生对病人现在的身体状况和罹患疾病的原因有更深的理解，以便从病人的生活方面找出其患病的原因。

我们觉得探究病人对于各种不同治疗方式的偏好，也可以采用了解病史的方法。想要了解一个人的价值观和他对生命的态度，其家庭往往是突破口，这在医学领域也不例外。当一家人围坐在餐桌旁的时候，夏天一起外出旅行的时候，共同庆祝节日的时候，还有其他各种合家团聚的时候，一家人就会讨论起健康和疾病的话题，了解亲人们面对疾病时做了怎样的决定，而这将会塑造每个家庭成员各自的疾病观。因此，我们决定先考虑患者的"家族史";然后我们像之前提问病人那样,让患者讨论自己的"过往医疗史";最后我们会把重点放在患者身边的人,即那些患有同样或者类似疾病的人身上,因为他们的朋友、从电视或杂志上看来的故事、网站上别人讲述的故事对他们都会有影响。我们把这些称作"社会历史因素"。考虑到这三种因素,我们希望能够建立一个框架,从而更好地了解病人对于各种医疗手段的偏好,以及病人们为什么会产生这种偏好。

我们决定首先从自身开始,看看我们能不能从自己的经验里学到什么,也算是测试一下这种方法吧。

现代医学的笃信者

"胆固醇。"

我在 11 岁之前从未听说过"胆固醇"这个词。当时是 1963 年,忽然之间这个词就变得流行起来:大街小巷都能够听到人们议论它,我的父母在餐桌上也不停地提到这个词,电视和报纸上到处都是关于胆固醇的报道。许多医生开始检查胆固醇,住在我们小区的很多男士也开始相互比较自己的胆固醇水平。我父亲的胆固醇非常高——我现在已经不太记得到底有多高了,总之是高到了全家人都开始担心的地步。一夜之间,我们家的饮食结构都改变了。蛋黄酱再也看不到了,甜味黄油也消失了,熏牛肉三明治出现的次数明显减少,只有在特别的场合才能吃到,而且就算吃到,里面也只是精瘦肉,香甜的肥肉从菜谱里永久地被移除了。

含有胆固醇的食物从我家的餐桌上完全消失了。一年之后,美国卫生部长又公布了吸烟会导致癌症的报告。在第二次世界大战期间,我父亲加入了美国陆军，被派往法国作战。跟很多战士一样，他在那里染上了烟瘾。我的母亲年轻时相当漂亮，在父亲赴欧作战期间开始变得成熟起来，为了显示自己的独立和老练，她也开始抽烟。但是在吸烟致癌报告出来之后，一夜之间我的父母都戒烟了。随后，我父亲又被诊断出了高血压。于是，我们之前每餐必备的调味盐罐从餐桌上消失了，美味的盐腌鲱鱼也消失了。家庭医生给父亲开了一种利尿口服液，但是这些药对控制父亲的血压并没有什么太好的效果。

虽然发生了各种剧烈的变化，但是我们家还是充满欢乐，并没有变得死气沉沉的。我的父母都是很有幽默感的人，父亲喜欢说一些双关语的笑话，母亲每次听到这些笑话都乐不可支。父亲很多搞笑的话都必须用原始的意第绪语才能意会，很难完全翻译成英语。他最喜欢说的笑话是："Es tieten bahnkis。"其中最后那个词听起来很像 bahn-kis。大概意思就是："那就像拔火罐一样有效"，也就是说，"这东西完全没有用"。在东欧，拔火罐是一种民间偏方，即把一些酒精放在玻璃杯里，在玻璃杯底部放上一个灯芯，点燃它，之后再把滚烫的玻璃杯扣在病人的背上。这样做的目的，就是让酒精蒸发，用真空和热量把对人体有害的湿气吸走，因为他们认为病就是这些湿气导致的。这种疗法反映了一种过时的医疗观念：人之所以会生病，是因为各种体液（包括痰液、淤血和胆汁）失衡了。像这种朴素的医疗观念还有很多，各种各样千奇百怪的疗法也有很多，拔火罐只是其中之一。

在我家，自然主义的疗法多被认为是这种过时医疗观念的残余，是乡村巫师和思想陈旧之人的做法。在传统社会，人们相信自然和身体的自愈能力，但如今，这些看来是非常无知和幼稚的，现代社会的人们相信科学。所以很自然，在我家最受崇拜的人是医学研究人员。我们认为脊髓灰质炎疫苗的发明者乔纳斯·索尔克（Jonas Salk）和阿尔伯特·萨宾（Albert Sabin）是英雄，他们跟罗斯福和丘吉尔一样伟大——丘吉尔领导盟军取得了第二次世界大战的胜利，而我父亲正是盟军的一员。

我在读大学的时候，对人体生物学非常感兴趣，喜欢研究细胞、组织和器官是怎样通过脱氧核糖核酸、核糖核酸和蛋白质来正常工作的。我当时很想用一生来研究这些最重要的生命组件是怎么出了岔子并且导致疾病的。有的时候，我设想自己就是一个调查疾病的侦探，像真正的侦探那样在追踪威胁病人生命的隐形杀手。但之后，我遇上了疾病，不是在课堂上，也不是在教科书上，而是在现实生活中，疾病袭击了我的家人。

1974年，那是一个温暖的春夜，我目睹了父亲在死亡边缘挣扎的全过程。当时，我在曼哈顿的哥伦比亚大学医学院内外科念二年级。我的家人住在皇后区，那片社区基本上都是小房子和公寓楼，附近有一家社区医院。那天夜里我睡得正熟，忽然母亲打电话过来，焦急地告诉我父亲心脏病发作了，她刚刚把他送到了那家社区医院。

我迅速赶往医院，前后不超过一个小时。这家社区医院是一幢砖结构的4层小楼，外面刷了白灰。父亲正在急诊室进行抢救。急诊室共有6张床位，中间用薄得不能再薄的帘子隔开。当时值班的是一位中年医生，我和母亲都不认识他。我们两人看着父亲危在旦夕，一句话也说不出，只能攥紧拳头。父亲直挺挺地躺在床上，乱糟糟的头发被汗水黏在了额头上。原来他温热红润的脸色忽然开始变得苍白，眼珠子不停上翻。他的胳膊上插着一根静脉注射管，锁骨上方也连着导管，医生正在为他抽出大量鲜红色的血。

医生对我们说："你们现在应该出去待着。"

于是母亲和我退出急诊室，在一片小小的等待区候着。我盯着钟，只见时针指向了两点。又过了不到30分钟，医生走出了急诊室，他面无表情地告诉我们，西摩尔·格罗普曼已经走了。我的父亲，我生命的重心从此消失了。那年他仅 55 岁。

父亲的死给我和我的家人留下了深深的心理阴影。不管在我实习期间，还是在我担任马萨诸塞州总医院的住院医生期间，那阴影从未从我的脑海中消失。在那家医院里，我看到很多其他 50 多岁的男人被送进急诊室。他们抽烟极凶，体重超标，血压高得不行，用医院里的行话说就是"撞车了"。之后护理人员要为他们做心肺复苏术。彼时彼刻，我意识到父亲在皇后区社区医院里接受的治疗是多么的糟糕。我并不了解那个医生对我父亲治疗的所有细节，但是我在马萨诸塞州总医院的时候学到，一个病人心脏衰竭，医生反而抽出几品脱的血，想要"减轻心脏的负担"，这是一种现在已经没有人用的过时治疗方法。那个时候，我父亲肺里的液体越来越多，他挣扎着想要呼吸，从而导致肺水肿。但是医生没有给他插管治疗，也没有给他使用呼吸机。而这些方法能够保证有足够的氧气供应到父亲的心脏和其他重要器官。

在马萨诸塞州总医院，一旦有新的医学技术，很快就会应用于临床，从而挽救生命垂危的病人。医生通过气管插管来给病人供给氧气后，还会用一种强效的增压药物来避免患者呼吸系统衰竭。如果这些措施还没有效果，那么医生会在患者主动脉上放置一个反博气囊泵，暂时替代心脏的作用，来维持血液循环，维持患者的生命。如果这些依然没有效果，那么心外科医生就会把患者送进手术室，打开病人的冠状血管。每一次看到这些心外科医生和心脏病学专家与急诊室的医护人员一起，又成功地挽救了一个心脏病发作患者的生命，我都由衷地感到高兴。

但是快乐很快被悲伤代替。我没有办法控制自己，脑子里不停地在想皇后区社区医院的那个医生，他在医学知识和救死扶伤能力上真是有着巨大的欠缺。如果我父亲当时得到了正确的治疗，他很有可能就不会死。但这也说不好。不过若用了这些方法后就算当时抢救无效，至少我不会像现在这样悔恨。

所以我是一个现代医学的笃信者，我成长的环境和我父亲辞世带给我的创伤都让我相信现代医学的力量和治疗效果。当我在马萨诸塞州总医院的住院医生任期结束之后，我开始寻找那些想法跟我一样的医生，我希望向他们学习，与他们合作。我曾经考虑是否要主修心脏科，不过最后还是放弃了。相反，我选择了当时相对落后的一门学科：肿瘤学。在 20 世纪 70 年代，人们对于肿瘤的认知还比较肤浅。但是，随着分子生物学的兴起，医疗行业也掀起了一阵 DNA 的革命。基因图谱的绘制能够为我们定位出健康的细胞转变成癌细胞的突变位点。癌细胞肆无忌惮地生长扩散，从最初生长的组织扩散开来，四处转移，最终摧毁整个机体。我由此决定要把自己奉献给实验室和临床试验，我要证明就算是最严重的恶性肿瘤，医学还是能够解答的。加利福尼亚大学洛杉矶分校的医学中心在肿瘤方面的训练是最完善的，于是我就去了加州。

塑造生命奇迹的新疗法

我在加州大学洛杉矶分校的导师强调，在治疗的时候下药要狠，无时无刻都要把事情做到极致。很多时候，面对生死攸关的疾病，这种决断方式是非常合情合理的。全美第一个骨髓移植中心就在加州大学洛杉矶分校。在我实习期间，我有幸加入了一个特别的骨髓移植治疗小组，这个小组的病人都患有致命性的血液疾病，例如白血病。骨髓移植治疗是医疗复活的一种尝试；病人先被拉到死亡边缘，然后再给他们移植造血干细胞，试图救活他们。试验骨髓移植的第一年，情况并不乐观：所有的病人术后都曾产生严重的中毒症状，基本上没有人能够存活下来。好在西雅图的 E. 唐纳尔·托马斯博士（E. Donnall Thomas）以及团队里的其他医生都是笃信者——正如索尔克和萨宾博士相信有可能治愈脊髓灰质炎那样。面对这种致命的、让人失去生活能力的疾病，我们要想获得进展，没有信念是万万不行的。托马斯博士下定决心要继续采用骨髓移植的治疗方法，这种坚持看起来甚至到了固执的地步。整个治疗过程不断地改进，虽然病人还是会有并发症，但是最后证明，这种治疗方法确实能够治愈相当多的白血病患者。1990年，托马斯博士获得了诺贝尔生理学或医学奖，他所开创的移植手术治疗法挽救了无数人的生命。

这类医学上的成功坚定了我对于癌症治疗的态度。哈佛大学的一位古生物学家斯蒂芬·杰·古尔德（Stephen J. Gould）吸引了我的注意。他患上了间皮瘤，这是一种少见而致命的恶性肿瘤，但是他在确诊20年之后仍然顽强地活着，真的可以算得上是医学"长尾理论"的典型。他曾经写过一篇著名的文章，叫作"为什么不要总相信中位数"。在这篇文章中，他从进化论的角度，阐述了自己对于生物多样性的理解。他认为，疾病对于不同的个体而言也有类似的多样性，不同的治疗方式其效果也是因人而异。他通过毕生的研究，感到自己有可能是那一小撮幸存者。古尔德提出，如果他活得时间足够长，有可能会见到新的治疗方法面世，来提高这种不治之症的疗效。当我在做血液学和肿瘤学的研究时，我真的在临床试验中看到了古尔德的愿望变成了现实。

有一个30多岁的高中老师来到加州大学洛杉矶分校，想要尝试当时还处在试验阶段的睾丸癌新疗法。这位老师是墨西哥移民的后裔，有一个恩爱的太太和两个年幼的女儿。他之前接受了常规疗法，但癌细胞已经扩散，肺里的转移性肿瘤有高尔夫球那么大。他来的时候，研究人员正在试验一种新的抗癌药物，顺铂，这种药的主要成分是铂。这位老师知道自己的身体状况非常糟糕，所以虽然新药可能会给他带来各种风险，例如导致肾衰竭、神经病变、听力减退，等等，但是他还是欣然签下了患者知情同意书。

三个月后，这位老师的癌细胞全部消失了。这一次，我亲眼见证了人们常说的"医学奇迹"，虽然困难重重，但是在这一刻，愿望还是变成了现实。现在顺铂可以治疗癌症的故事已经为人所熟知，特别是在兰斯·阿姆斯特朗（Lance Armstrong）治好自己的睾丸癌之后。当时，阿姆斯特朗的癌细胞不仅扩散到了肺里，甚至扩散到了脑里，但他还是被治好了，之后他还获得了 7 次环法自行车赛的冠军。所以，确实有这样的瞬间，那些人们寄予厚望、能够塑造生命奇迹的新疗法果然在现实中奏效了。20 世纪 80 年代早期，当我刚刚成为加州大学洛杉矶分校的一名内科医生的时候，我看到艾滋病患者不到几个月时间就痛苦地死去；十年之后，随着新药蛋白酶抑制剂的问世，艾滋病患者的死亡率直线下降，许多生命得以挽救。如今，像单克隆抗体一样的突破性疗法不断问世，这让许多患有神经母细胞瘤的儿童和患有淋巴瘤的成年人的症状得到缓解。这些疗法在我当初执业的时候还根本不存在。可以肯定的是，医学的发展日新月异，难以预测。可能会有很多失败，但是总会有成功的案例。我认为，既然有这种不确定性的存在，那些患有严重疾病的病人就应该持续采用积极的治疗方式，来将生命延续足够长的时间，直到新的更好的疗法问世。

反思极致治疗的必要性

每天下班之后，一群血液科医生和肿瘤科医生们都会聚集在加州大学洛杉矶分校的医学中心附近。这时候，我们会脱去白大褂，穿着尼龙短裤和短袖。我们都是长跑爱好者，所以平均每天会跑大约 11.3 千米，周末则要跑大约 19.3 千米。我们不断跑，不断加大强度，直到跑得两腿抽筋，上气不接下气。我们都在为跑马拉松而训练。就算在工作之外，我们做事情还是想做到极致。

但是就是这种凡事追求极致的思维方式让我犯下了一生中最大的医疗错误。那是一个星期天的早晨，是在洛杉矶，我坐在一把椅子上，当时自我感觉身体状态良好。但当我从椅子上站起来的时候，突然因为无法忍受的腰痛而摔倒了。疼痛持续了数周，我咨询的医生都给不出什么合理的解释。但是我相信从医学上一定能够找到这种疼痛的原因。医生那么多，治疗手段那么多，我相信一定会有办法治疗我的病。

在我之前发表的一些文章中，我曾经写过我的腰部手术。当时我做了一种非常激进的手术，叫作脊柱融合术，而结果也是灾难性的：腰痛加剧了，人也更加虚弱了。那么，我作为一个病人，那时候到底是怎么想的呢？在写作这本书的时候，我跟我的妻子，即另外一位作者帕米拉一起讨论写作思路，跟许多病人讨论他们做出医疗决定的过程，也阅读了大量心理学和认知科学研究方面的书。直到我做了这么多工作之后，才终于认识到作为一个病人，当时我是怎样思考的。早在20世纪80年代，已经有一派临床医生认为，多数的腰痛其实没有确切的病因，想要恢复健康，不用做别的，只要慢慢运动，等待疼痛消失。

但是当时我没有耐心等待。我比较固执，不相信自己的腰痛没有一个科学上的解释。我也不相信自己的身体有自愈的能力。我不相信自然主义，因为这与我从小坚持的信念相悖，与我导师的成功相悖。

这次激进的手术失败了，对我来说是一个沉痛的教训，也让我开始反思自己的思维模式。虽然事后看来非常明显，但错误毕竟能够帮助人们吃一堑长一智。我开始学着考虑风险，花时间去考虑各种副作用。我发现，在做临床决定的时候，损失厌恶是一股强大的力量。帕米拉从一开始就是用这种谨慎的方式来对待医学的，我开始理解她的想法。

当我快到40岁的时候，我发现自己的总胆固醇高达242mg/dL。这时候，我必须决定到底要不要服用他汀类药物。由于基因遗传，我的家人大都患有高血脂。父亲悲剧性的死亡让我不得不面对这个事实。除了我父亲英年早逝之外，他的两个弟弟，也就是我的叔叔们，也都患有冠状动脉疾病。

但是那次失败的脊柱融合术让我开始厌恶风险，特别是在经历了这么多年腰痛的折磨之后，我尤其厌恶那些可能对我的肌肉造成伤害的风险。跟苏珊·鲍威尔一样，我也有熟人曾因服用他汀类药物引起严重的肌肉发炎症状，这个熟人就是我们医院的医生。有一天在停车场里，我看到他一瘸一拐地从车里走出来，我还以为他可能得了退行性神经紊乱，但是他告诉我，他因为胆固醇高所以服用了他汀类药物。虽然他停止服药好几个月了，但是肌肉疼痛还是没有缓解。我知道这只是一个例外，一种很少见的情况，但是对我来说确实印象深刻。那些让人印象深刻的故事，无论是好是坏，总会影响我们每一个人，不论是医生还是病人。

所以当我的内科医生准备给我开他汀类药物的时候，我一开始非常不情愿。我当初那种事事都要追求极致的思路发生了 180 度的大转弯。我想要顺其自然。当然，一个人是没有办法完全改变自己的思维方式的。我内心里其实还是一个追求极致的人——我严格地遵守饮食标准，减掉了大约 5.4 千克，也更加努力地锻炼身体。6 个月之后，我的总胆固醇下降了 4 个点，也就是 238。

现在，我比父亲去世的时候年轻 10 岁，但是我感到自己已经到了心脏病快要来临的那个人生阶段，就像我的其他亲人一样。我必须为自己再多做些什么。

医生建议我开始服用标准计量的他汀类药物，但是我还是想讨价还价。"让我们从标准计量的一半开始吧！"我说。我知道决定副作用的往往是剂量。虽然我现在推崇自然主义的治疗方法，很严格地控制饮食，加强锻炼，但是我也不得不妥协。我跟自己说，你想要提高剂量，随时都可以。不过这次，我准备从一半的剂量开始。

在服药后的六周里，我的总胆固醇降到了 160，我的"好"胆固醇，即 HDL 现在超过了 60。在接下来的几年，我的肌肉也没有受到副作用的影响。

我非常感恩，不仅仅是因为我的胆固醇水平改善了，还因为我开始理解了自己的偏好，并开始用一种审慎的方式来思考和做事，对于自己的决定，我也更加有把握了。

现代医学的怀疑者

我的父亲是一位工程师，他在教育子女的时候很热衷于秉持科学精神。我是家里的第一个小孩，当我刚刚出生的时候，父亲研究过特鲁比·金爵士（Truby King）的育儿理念，决定要每隔 4 个小时按时给我喂奶。每天上班之前，父亲都会给母亲一张表格，上面清楚地罗列了喂我的时间计划。但是这么一来，我经常饿得哭个不停。好在我的母亲是一位艺术家，喜欢独立思考。两天以后，她决定还是按照她的方式来处置：每当她觉得我饿了，就会喂我。后来我父亲质问她，为什么没有按照专家的建议来喂我，母亲回答得非常理直气壮："医生又不是什么都知道。"

在那个年代，我母亲对于健康饮食的理解是非常超前的。当我的朋友们在吃棉花糖麦片、Wonder 牌三明治，还有 Twinkies 牌夹馅面包的时候，我们家并不是。我们吃的是花生酱和蜂蜜配全麦面包还有胡萝卜条。20 世纪 50 年代，全麦面包还不像现在这样为人们所重视，我们的全麦面包吃上去就像纸板和锯末一样。我们家的甜点不是小饼干而是水果，配餐饮料不是苏打汽水而是牛奶。

我父亲有早起的习惯，非常喜欢运动。1961 年，当加拿大皇家空军的运动项目手册出版时，他一下子就被吸引住了。他鼓励我和姐姐跟他一块儿参加，并且悉心记录我们的进展。虽然我们当时没有什么钱，他还是决定让我们开始学习滑雪。所以基本上每个周末，我们就会把东西装进那辆旧的旅行车里，从新泽西州一直开到佛蒙特州。在那里，我们跟其他几家人一起合租了一个很大但是破旧的房子。所有的小孩子都睡在阁楼上一个冷风嗖嗖的多人间里。我们不怕寒冷，不畏风雪，坐上滑雪缆车，一滑就是一整天。

医生有时也会犯错

在我最小的妹妹五岁大的时候，有一天她忽然肚子痛，发高烧。母亲把她带到儿科医生那里。医生检查后对母亲说："没有什么问题，就是病毒感染。"

看起来医生说的没有错，因为接下来一两天症状确实有所改善。但是一周之后，一天夜里，妹妹的尖叫声把全家都吵醒了。她又开始感到腹痛，但这次更加严重，体温发烧到了很高的温度。我妈妈把她放到冰水里，然后给儿科医生打电话。医生说："现在赶快把她送到急诊室去！"

我妹妹的阑尾破裂，细菌扩散到了她的整个腹部——这引发了腹膜炎。现在回过头看，她前一周的高烧便是阑尾炎的早期症状。现在我还清楚地记得当时去医院探望她的情形。我躲在角落里，看到护士捧着一个金属盘子走进病房，盘子里有两个注射器，上面是巨大的针头。我吓得赶快逃离了病房，我不愿意看到妹妹接受那么痛的抗生素注射，那么大的针头要打进她的屁股，而且每隔两个小时就要打一次。我清楚地认识到：医生有时也会犯错。

我父亲对科学和医学非常感兴趣，总说自己要是一个医生该多好。在我年轻的时候，他鼓励我当一名护士。随着女性从事医疗工作的机会越来越多，我决定将来要做一名医生。后来我在哈佛大学的拉德克里夫学院（拉德克里夫高等研究院的前身）念书，全身心扑在科学上。我遗传了爸爸对于数字的敏感，第一次学到了定量科学：高等数学、物理、生物物理化学。我非常喜欢研究公式，因为用它总能够获得清楚精确的答案。但是我也对生物学很感兴趣，这门学问有那么多的可能性，你很难完全猜对答案，很多时候你没有办法给出一个具体的数字，最多只能得到一个连续的范围。

我自己第一次生大病是在大学四年级的时候。有天早上醒来，我感到尿急，甚至都有点痛。我回头看了看马桶，水已经被染成了血红色。我很害怕，立刻跑去学生医疗服务中心，接待我的是一个很有经验的护理医生，她安慰我说，不会有生命危险。她说："没什么大问题，你的膀胱感染了，用抗生素很快就能治好。"然后，她帮我开了磺胺类药物的处方，还让我如果还有什么问题可以随时打电话找她。

我从附近的药房抓了药。在药瓶里面有一张说明书，上面清楚地介绍了这种抗生素的详细信息，包括一长串可能会产生的副作用清单。我很仔细地阅读了这些信息：重度全身皮疹，肝衰竭，甚至可能导致死亡。我吓坏了。我应该吃这么危险的药么？那个护理医生开这个药给我，那么她知不知道自己在干什么？然而，由于我病痛难忍，还是取出了一片药放进嘴里，战战兢兢地吞下肚子，忐忑地等着副作用开始发作。好在一切风平浪静，我没有出现任何副作用，而我自己的病症也在一天之后消失了。虽然这次治疗成功了，但我还是像我妈妈一样，是一个怀疑者。但是就算是怀疑者，最后我还是成了一名医生。

治疗越少越好还是多多益善

在哈佛医学院念书的时候，我发现基本上所有鼓舞人心的老师都是内分泌学家。他们似乎对于医学的任何知识都了解，能够高度敏感地发现病人生活中和身体检查时的细节，这些细微之处很容易被人忽略。比如打鼾、多汗、鞋码突然变大，这说明脑下垂体分泌了过多的生长激素；手发抖、眼睛不适，预示了甲状腺肿大。一种荷尔蒙控制着另一种荷尔蒙的分泌水平，两者之间有精确的反馈机制，从而保障身体达到平衡状态。

我在实习期间主修的是内分泌和新陈代谢学科，在那之后，我对于绝经女性的荷尔蒙补充问题产生了兴趣。在 20 世纪八九十年代，普遍的治疗方式是采用雌激素治疗与孕酮相结合的方式，不但能够减轻绝经期女性潮热的症状，防止骨质疏松，而且还能够预防心脏病、中风和痴呆等病症。但是作为一个怀疑者，我对于这些荷尔蒙的功效产生了怀疑，它们到底能不能避免那么多因为人类衰老而产生的问题？我对风险非常厌恶，我对于雌激素的副作用非常担心，特别是这种激素有诱发乳腺癌的风险。

我经常要为医生和普通人就荷尔蒙问题做讲座，有一天在搜集资料的时候，我发现了弗莱明汉的心脏调查研究，这是所有对流行病的长期研究中规模最大、研究质量最高的一次调查。调查显示，雌激素对于心脏病患者来说并没有明显的疗效，我对于这个结论感到非常不安。我开始不太情愿给我的病人们开雌激素的处方，我觉得雌激素的使用应该因人而异。2002 年，美国"妇女健康倡议"项目 WHI 通过一次对比实验发现，给绝经后妇女补充荷尔蒙并不能预防心脏病的发作。相反，这种治疗方法甚至导致了心脏病发作概率的上升。同样，补充荷尔蒙也不能够预防老年痴呆症和其他类型的痴呆症。最后，这种荷尔蒙治疗法会导致病人患乳腺癌风险的增加。对于绝经后的妇女是否应该补充荷尔蒙，现在还是一个存在广泛争议的话题。

但是对于我自己的健康来说，我的理念是治疗应该越少越好。不到万不得已，我不喜欢吃药或者其他什么补品。不管是对我自己还是我的病人，我都担心药物带来的副作用，担心各种诊断和治疗方面的副作用。

大概 10 年前的一个冬天，我发现自己的体重突然减轻了。一开始我还是挺高兴的，觉得是我在网球和滑雪上花的时间比较多，运动起到了效果。但是接下来几个月，哪怕我有意识地吃很多，减少运动量，体重还是在不断减轻。我开始发现自己的耐力不如从前了。我试着不去理会这些症状，也没有想去找原因。然而，终于有一天，我在网球场上累得上气不接下气，不得不停下来，坐在球场上休息时，这才意识到我的身体肯定出了问题。医生诊断我是患上了格雷夫斯病（Graves' disease），这是一种甲亢。这不能算是意外，因为我家族里很多女性都有甲状腺方面的疾病。确诊以后，我并没有一下子明白状况，我的丈夫杰尔姆也是一个内科医生，他也没有立刻进入状态。但是诊断结果下来了，我肯定要开始治疗了，这是个没有办法回避的事情。在我做内分泌科医生期间，我治疗过许多患有格雷夫斯病的病人，我对于每一种治疗的益处和风险都非常清楚。此外，我对于许多病人的经历非常熟悉，理论上而言，这对于我选择适合自己的治疗方式是有帮助的。

几年之后，我在一次滑雪意外中受伤。当时我正在滑雪的山脚下等我的孩子，一个年轻的女人从树上"扑通"一声掉了下来，砸在我身上，把我撞翻了。好在我的骨头没有断，但是我的踝关节扭伤了，肿了起来，非常痛。接下来的好几个月，我都没有办法再玩网球了，有时候走路都感到不舒服。由于缺乏运动，我感到烦躁不安。于是，在一个星期日，我准备去医院整理一下自己的办公室。为了整理一摞书，我跪得很低，忽然听到膝盖里面发出很大一声"咯喳"的响声。我的膝关节马上肿了起来，肿到一个葡萄柚那么大，非常痛。我试着用冰来敷，还试了膝盖支架，但是疼痛和肿胀都没有消退。最终，在一瘸一拐地走了一周之后，我预约了一个矫形外科医生。他给我做了检查，告诉我我有扁平足，所以膝盖受伤的概率很高。他建议我去做一个核磁共振成像。随后我就预约了一个一周以后的核磁共振检查。但是做核磁共振那天，我看到自己的一个病人，她也是一个很深的医学怀疑者。她看到了我一瘸一拐的样子，当她听说我是要去做核磁共振的时候，看着我说："我的医生啊，你原来不是告诉我，膝盖受伤一般几周以后自己就好了吗。为什么你那么快就要去做核磁共振了？"我因此决定先不要做核磁共振了。当然，又过了十天，我的膝盖自己好了，我又能够完全自由活动了。所以我也就根本没有去做核磁共振。

这些年来，我的主要临床治疗都是甲状腺疾病和甲状腺癌方面的。现在，我是我们医院负责治疗甲状腺结节的科主任，如果病人有甲状腺肿大的症状，需要诊断或者是做活体组织检查，那么他们就来找我。甲状腺癌一般都是在体检时偶然发现的，要不然就是在为其他健康问题拍X光片的时候发现的。绝大多数甲状腺肿瘤都很小，发展得很慢，很容易治好。尽量少地接受治疗的思维方式对于这种肿瘤来说非常合适，我会采取比较温和的治疗方式。但是有一些甲状腺肿瘤非常厉害，这个时候就需要激进的治疗方式了。在治疗比较严重的病人时，我会有意识地改变思路，把治疗做到极致。

我的父母现在已经80多岁了，他们现在都还很活跃，总的来说身体都很好。我父亲喜欢跟我讨论科学界和医学界的新进展。我母亲依然喜欢教我应该吃什么，例如三文鱼和蓝莓对身体有益处，我应该在饮食中保证摄取足够的钙。每当我提醒她，我自己就是一个医生的时候，她的回答是："好吧，医生又不是什么都知道。"当然了，她说得有道理。

尽管我们都已经做了30多年的医生，但我们意识到自己对各自思维方式的认识非常模糊，想到这里就觉得很吃惊。回顾我们各自家族的历史，我们自己治病的经历，以及我们的社交圈，我们更清楚地认识到了在健康医疗方面我们为什么会有这样那样的偏好。我们惊讶地发现，其实我们跟病人有非常多的相似之处。比方说杰尔姆就像米歇尔·伯德，笃信科学，相信治病就应该无所不用其极；而帕米拉则像苏珊·鲍威尔，是一个彻头彻尾的怀疑者，对于风险十分厌恶，希望能够采取最少的治疗。

但是作为医生，我们的目的其实还是帮助病人理解自己，明白什么样的治疗方式比较符合他们的价值观和目标。尤其，我们意识到了不能够将自己的偏好强加在患者身上。

YOUR MEDICAL MIND

医生与患者的谏言

- 选择治疗方法时，应该考虑病人自己的意见，因为疗效好坏均由病人承受。
- 遇到所谓"固执己见"的病人，不妨坐下来跟他们好好谈谈。
- 了解了患者的背景和疾病观，就能够知道他们是笃信者还是怀疑者，也才能找到他们也认可的治疗方式。

余可谊
北京协和医院骨科副教授

最好的抉择，既不是家长式的命令，也不是冷冰冰地把各种选项摊在病人面前任其选择，而是医生和病人相互信任，医生提供专业的判断，病人可以自行选择如何面对自己的病情，双方共同承担，共同决策。

03

如何找到对自己有效的疗法

YOUR
MEDICAL
MIND

帕特里克	**姓名**		**姓名**	戴夫
男	**性别**		**性别**	男
健身教练	**职业**		**职业**	网球运动员
36 岁	**年龄**		**年龄**	30 岁

症状及病史：

格雷夫斯病，手抖、心跳过速；患有糖尿
病要终身服用药物

处理方式：

服用有副作用的抗甲亢药物

就医中的困惑：

若选择摘除甲状腺，需每天多服 1 片药

症状及病史：

中风、房颤

处理方式：

服用血液稀释剂

就医中的困惑：

新型抗凝血药可能引发大出血

甲亢
Hyperthyroidism

每位医生都有自己的好恶

帕特里克·巴普提斯特今年 36 岁，是美国得克萨斯州休斯敦市一家知名健身俱乐部的健身教练。他身高 1.91 米，肩膀宽阔，卧推 145 公斤不成问题。帕特里克留着精心修剪后的山羊胡子，热情又平易近人，是整个俱乐部最受欢迎的教练之一。感恩节的前一天，他像往常那样接待一位新会员，向他示范怎么卧推，但是这次帕特里克感到杠铃特别沉重。接下来的几个月，帕特里克感到自己的力量明显下降了，直到有一天就连举起 102 公斤的器材都感到吃力。为了恢复力量，这段时间他增加了食量，但是一称体重才发现自己居然轻了 3 公斤。望着镜中的自己，帕特里克发现他原来很发达的肱二头肌也日渐消瘦。有几次在俱乐部里运动完，他忽然感到心跳加速，手不停地发抖。有一次假期开车去亲戚家时，这种情况又发生了一次。还有一次是在他躺在沙发上看橄榄球比赛的时候。之后他感到自己越来越烦躁，在俱乐部里指导会员时也越来越没有耐心。终于有一天，帕特里克发现自己连上楼梯都感到吃力。他连忙去看保健医生。

医生照看帕特里克的身体已经有好几年的时间了。他知道帕特里克的脉搏之前每分钟跳 60 多下，对于一个经常健身的人来说这是非常正常的。但是现在他的脉搏每分钟跳 90 下。经过一番检查，医生把注意力放到了帕特里克的脖子上。他说："你脖子上的肌肉很发达。所以我不知道是不是因为肌肉的原因，不过也有可能是甲状腺肿大。如果是甲状腺的问题，你最近的这些症状就很好解释了。"于是医生让帕特里克验了血，隔天在电话里告诉他果然是甲状腺激素超标的问题。"我介绍你去看一个甲状腺方面的专家，另外我会给你开一些药，应该能够缓解你的症状。吃了药应该就不会像现在这样难受了，"医生给他开了 β-受体阻滞剂，主要用来缓解手抖和心动过速的症状，之后说，"你在看专科大夫之前再做个甲状腺扫描。专科大夫看了扫描结果会告诉你怎么治疗最好。"

专科大夫的诊所离帕特里克的俱乐部不算远。没等多久，他就被领进了大夫的诊室。大夫询问了一下他的情况，接着递给他一杯水。大夫让帕特里克喝几口水，慢慢咽下去；与此同时大夫从前面仔细地观察了帕特里克吞咽时脖子的状况。接着他走到帕特里克身后，双手环绕着帕特里克的脖子，吩咐他再重复刚才的吞咽动作。再然后，大夫从口袋里掏出一个听诊器，对着帕特里克的脖子听。最后，大夫从口袋里掏出一把钢尺一样的东西，测量了他眼角到瞳孔的距离。完成了这些检查，大夫把工具放好，走回自己的办公桌。

大夫说："你应该是患上了格雷夫斯病，这是一种甲亢，主要就是甲状腺过分活跃。"大夫把电脑显示器转过来，好让帕特里克看到屏幕。"你看你的甲状腺扫描图，"从屏幕上看，帕特里克的甲状腺就像一尾巨大的带斑点花纹的蝴蝶，大夫接着说，"治疗这种疾病，最好的办法就是使用放射性的碘 [5]。解决问题很简单，你服用一粒放射性碘丸，它就会杀灭整个甲状腺体。那样你的症状就消失了。"大夫顿了顿："之后你每天吃一粒补充甲状腺激素的药丸就好了。没什么大不了的。"

但是在我们采访帕特里克的时候，他跟我们说，他感到这是一件很"大"的事情。

他于是问大夫，除了放射性碘丸还有没有别的治疗手段。大夫说："别的方法不是没有，但是肯定没有我说的方法效果好。我说的绝对是最好的方法。"

但是帕特里克一定要听个究竟："其他的方法到底是什么呢？"

大夫说："市面上有一些药物能够抑制甲状腺激素的分泌，但是这些药有时会产生严重的副作用，比方说导致肝功能衰竭，或者导致白细胞大量减少，这样的话一旦感染就有致命的风险。"大夫又顿了顿，好让帕特里克好好考虑自己的警告，之后补充道："另外一种方法是通过手术摘除你的甲状腺。但是手术也有风险，比如麻醉、大出血，手术时也有可能影响到脖子上其他腺体的功能，比方说甲状旁腺激素的正常分泌，搞不好还会影响到你声带上的神经。我推荐给你的肯定是最好的治疗方式。"

帕特里克对大夫的话不以为然。在接受我们访问的时候，他说："在治病的问题上，我对于那种不考虑个体差异的方法天然地不信任。"他的这种怀疑态度来源于他治疗糖尿病的经历。帕特里克十几岁的时候就被确诊患上了糖尿病。他的父母本来是海地人，后来投奔亲戚，移民到美国，在休斯敦扎下根来，之后生下帕特里克兄妹五个，帕特里克排行老大。帕特里克十几岁的时候就已经有 1.87 米，120 公斤，高高壮壮的，是高中橄榄球队里的防守前锋。帕特里克的父母和祖父母都患有糖尿病。19 岁那一年，帕特里克出现了尿频口渴等糖尿病的典型症状，他的妈妈用试纸一验，果然发现帕特里克的尿液中糖分过高。接下来几年，他开始服用抗糖药物，有时候还注射胰岛素来控制血糖。

他说，刚开始的时候，自己对于坚持糖尿病的治疗只能算是"三心二意"。跟很多青少年糖尿病患者一样，他经常不按时服药，所以血糖含量起伏非常大。他自己也承认，自己当时对于饮食基本上不控制，薯条、可乐都是想吃就吃。因为他不想因为糖尿病的缘故显得跟其他孩子不一样。医生和妈妈都警告过他，如果不控制血糖，有可能导致肾衰竭甚至失明，但是这些警告基本上对他没有效果。他回忆道："对于当时的我来说，这些并发症实在是太遥远、太不相关、太难以想象了。直到有一天，医生告诉我糖尿病可能导致阳痿，我忽然一下子警觉起来。"糖尿病患者要面临神经损害的风险，因为糖尿病会伤害一些细微的血管，而这些血管直接负责给神经供血。一旦阴茎里的神经受到糖尿病并发症的影响，就有可能导致阳痿。他说："自那之后，我终于意识到控制糖尿病对我来说是一件非常重要的事情。我开始有理由认真地面对自己的病情，开始对自己负责任，并且严格按照医生的话去做。"

于是他开始控制体重，严格控制饮食，积极地参加运动，很快他的血糖就回到了正常水平。现在，他已经不需要注射胰岛素了，只需要每天服用一片抗糖药就能完全控制病情。所以当他出现心跳加速、手发抖的症状时，他以为是糖尿病的原因，是因为自己的血糖又失控了。但他弄错了，其实那是甲亢的症状。

这些年来，他的医保项目换了好几次，每换一次他都要去看不同的糖尿病医生。他发现不同的医生对于怎样控制他的糖尿病想法都不一样。他们开不同的口服药，有的要求他注射胰岛素，有的则不要，对于应该把血糖控制在哪个范围，不同的医生想法也不同[6]。他说："我自己是一个健身教练，所以我知道对于不同的客人需要制订不同的健身计划，因为不同的身体所能适应的节奏也是不同的。"所以当他为客人制订健身计划的时候，他会问清楚这个客人的健身目标，想要把自己的体重控制在什么水平，健美到哪个程度，之后按照计划两人一起进行训练，每隔一段时间就总结一下是不是按照计划行事了，或者当初制订的计划是不是有问题。所以，他不能接受自己对一个客人说，世界上只有一种"最好"的健身计划。

因此，尽管帕特里克自己对于格雷夫斯病以及各种治疗手段并没有多少了解，但是他认为，大夫所说的只有一种最好的治疗手段的说法太过绝对，结论也下得太快了一点。事实上，临床研究证实了帕特里克的怀疑。一群来自瑞典卡罗林斯卡大学医学院的内分泌专家曾经进行了一项调查，内容是比较治疗格雷夫斯病的三种常规手段之间各有哪些优缺点。他们随机将 179 名患者分成三组，一组服用抑制甲状腺激素的药物，第二组进行手术摘除甲状腺，还有一组服用放射性碘丸；之后再对患者进行 4 年以上的跟踪调查。研究显示，在每一组患者中，90% 的人都对自己接受的治疗手段的疗效感到满意。更加值得一提的是，这些人都愿意推荐自己接受的治疗手段给有需要的朋友。

帕特里克的大夫给他提的建议反映出一个问题：**医生经常将自己的好恶施加在自己病人的身上**。这种情况并不罕见，其实也很好理解。很多研究揭示，许多医生在治疗其他疾病的时候也有替病人做主的倾向，不论是治疗哮喘、自身免疫性脊柱炎、前列腺癌还是食道炎。帕特里克的医生认为服用放射性碘丸是最好的治疗手段，原因有二，第一是简单，每天服用一粒药丸即可；第二是效果显著，甲状腺"烧掉"了问题也就解决了。

然而不是所有的内分泌科医生都秉持同样的思路。一项国际调查显示，同样是治疗格雷夫斯病，2/3 的美国医生认为服用放射性碘丸是最好的治疗手段，但是只有 22% 的欧洲医生和 11% 的日本医生有同样的偏好。

后两个地区的医生比较偏好抑制甲状腺激素的药物。全世界的内分泌科医生所看到的医学数据都是一样的、对于治疗格雷夫斯病各种手段的优缺点也都有充分的认识。但是三个地区的医生最偏好的治疗手段却完全不同。部分的原因可能在于文化。第二次世界大战时广岛和长崎曾经遭遇核爆，这无疑会使放射性物质在日本人心中留下阴影。2011年的大地震以及随后海啸对核反应堆的破坏更加强化了日本人对核辐射的恐惧。西欧对于核辐射也是心有余悸，经过切尔诺贝利核事故之后，这种恐惧同样也在欧洲人心中留下了深深的烙印。

寻求最佳选择的伯努利公式

谈到追寻"最佳"选择，不得不提到 18 世纪的荷兰数学家丹尼尔·伯努利（Daniel Bernoulli）。当时，荷兰是世界贸易的中心，荷兰的商人每天都要为买进卖出做无数的决定，有可能今天是亚洲出产的大米，明天是加勒比出产的甘蔗。1700 年，伯努利出生在荷兰格罗宁根。他的父亲是一名数学家，希望伯努利能够学习商科，以便将来能够找到一份薪水优渥的工作。他一开始不太愿意，后来才答应去学商科和医学，但是有一个条件，就是父亲必须在家里辅导自己数学。最终，伯努利成了瑞士巴塞尔大学的教授，精通医学、哲学以及自然哲学。博学的他在流体力学领域也做出了开创性的贡献，他提出的鸟类飞行的原理为后来飞机的制造奠定了坚实的理论基础。

1738 年，伯努利的兴趣转向了概率论。由于有些决定，在我们做的时候结果没有办法确定，而不同选择又各有风险，所以伯努利提出了一个公式来帮助人们做这种决定。他提出，我们先得出某一个结果发生的概率，再得出这个结果的效用（即这个结果对于我们的价值），两者相乘，得到的那个具体的数值就称作"期望效用"。最终数值最高的选项，意味着"期望效用"最大，那么它也就是最理性的选择。公式是：

$$结果概率 \times 结果效用 = 期望效用$$

YOUR MEDICAL MIND
打破医疗思维的误区

起初，伯努利是想用这个公式来解决货物贸易以及金钱往来上的问题，这个帮助人们做"理性"决定的公式也的确在经济学上被广泛应用。最近几十年，"期望效用"理论渐渐走出经济学的范畴，开始被应用于临床医学。医学研究者提出，大夫在建议像帕特里克这样的患者应该采用哪一种治疗手段的时候，不妨也采用伯努利公式。首先，大夫应该充分告知患者各种治疗手段在临床上的疗效和可能出现的各种副作用，接着请患者预估一旦发生这种情况，对于他的健康状况会有多大的影响，然后再给这种治疗手段的价值，即"效用"打一个分数。把疗效可能发生的概率乘以量化了的效用就得到一个具体的数值。在几种治疗中，得分最高的治疗手段应该就是最理性，也就是"最佳"的选择。

可以说这个公式有很高的实用价值。每个人在不同方案中做选择的时候都应该考虑两个要素：某种情况发生的可能性，以及这种情况对于我们工作生活的影响。这个公式充分考虑了这两个要素。我们每个人都希望能够长寿，同时生命质量越高越好。对于格雷夫斯病患者来说，不论是放射性碘丸、手术，还是抑制激素的药物，都能够起到控制甲亢的既定目标。但是这三种治疗手段可能带来的副作用以及对我们生命质量的影响则各不相同。

现在我们设想一下，一个内分泌科大夫应该怎么使用伯努利公式来帮助帕特里克选择最合适的治疗方式。如果说所有三种治疗方式都能够有效地控制甲亢，那么各种治疗方式的结果概率都是等价的。三者之间唯一的变量就是治疗时可能产生的副作用。帕特里克的大夫认为另外两种治疗方式的副作用比服用放射性碘丸大得多。因此他认为另外两种治疗方式的期望效用或者说价值较低，所以自然而然他认为服用放射性碘丸是最好的治疗手段。他给帕特里克提的建议，就是基于这个思路。

但是帕特里克不是这样看问题的。虽然大夫说把自己的甲状腺"烧掉"不是什么"大不了"的事情，但是听到这里帕特里克会感到不自在，因为这就意味着他下半辈子每天都必须服用补充甲状腺激素的药丸。他说："虽然我每天都要服用控制血糖的药丸，但是说实在的我不喜欢这样。所以我不愿每天必须再多吃另外一粒药丸，也不愿意搞出另外一个慢性病的状态。"他解释道："只要我注意饮食，积极锻炼，控制体重，我现在就可以不用注射胰岛素了。但是如果把甲状腺'烧掉'了，就没有办法让它再长出来。那个时候就算我不想吃补充甲状腺激素的药丸，也没有别的办法。"

可见，帕特里克对于摘除甲状腺，然后长期服用补充甲状腺激素的药丸的治疗手段非常反感。对于他来说，采用放射性碘丸或者手术摘除甲状腺的方式期望效用非常低，没有办法跟服用抑制甲状腺激素药物的暂时性办法相比，当然也就称不上是"最佳"的治疗手段。

不过，其他患者也有自己的想法。

安娜·冈萨雷斯也患上了格雷夫斯病。她是一名42岁的记者，工作非常繁忙，同时要照顾三个十几岁的孩子。当她的医生建议她服用放射性碘丸的时候，安娜没有多想就同意了。她解释说："我想尽快把这个问题解决掉。"我们采访她的时候，问她是不是对于每天都要服用补充甲状腺激素的药丸有顾虑，她很爽快地说："我现在每天都在吃避孕药。多吃一片药对我来说不是问题。"

陈莉莉是一名 27 岁的社工，她选择采用手术的方式来治疗自己的格雷夫斯病。她告诉我们："我对放射性碘丸感到很害怕。没有人能够百分之百保证这种方式不会产生副作用，而且它的副作用可能现在还没有被发现。搞不好辐射会导致癌症也说不定。"

对于帕特里克来说，他担心的不是辐射，对于手术也没有什么特别的偏见。他说："我唯一不愿意的，就是不想下半辈子每天都必须再多吃一片药。"

决策背后的心理学
YOUR MEDICAL MIND

偏好

在决策分析领域，一个人对某种结果所赋予的效用或者价值，称为这个人的"偏好"（preference）。研究人员发现，病人其实是在医生做出诊断和推荐某种疗法的那一刻，才形成了自己的偏好。可以说这些病人是"一张白纸"，医生能够在白纸上写上自己的偏好。在这种情况下，医生对于某种治疗手段利弊得失的分析，很容易影响病人。

给帕特里克提供医学建议的时候，很明显，那位内分泌科医生主要是在强调如果不采用放射性碘丸治疗，其他疗法会有各种副作用，而这正体现了医生自己的偏见。他认为放射性碘丸治疗是正统疗法，或者说是"默认"疗法。行为心理学研究显示，多数人都会采纳默认疗法，人们认为常规疗法肯定是"最好的"。如果病人本身不是专家的话，要让他拒绝默认疗法，选择别的治疗方式，那可能需要他费一番功夫去研究。但是帕特里克不就拒绝了这种默认疗法么。因为他之前患过糖尿病，所以他对于健康有一套自己的想法。他已经不算"一张白纸"了，所以他在医生推荐默认疗法给他之前就已经有了自己的偏好。对他来说，过去生病的经历让他产生了顾虑。

我们接下来要问的是，为什么帕特里克的内分泌科医生会对放射性碘丸有这样强烈的偏好，并因此给出了用放射性碘丸治疗的建议？也许这个医生之前曾经用过抗甲亢药物，结果很糟糕，服用药物的病人白细胞数量大幅下降，出现了严重的感染；也有可能他的另一个病人在进行甲状腺手术的时候出现了严重的并发症。如果这就是实情，那么这反映了这个医生的"易得性偏差"：某个过去发生的极端事例很容易就浮现在医生脑海里，影响这位医生的思维方式。当然，也可能这名医生其实根本就没有过这些极端经历，他受绝大多数美国医生的影响，从文化环境层面上认同放射性碘丸是最好的治疗手段①。如果他是在欧洲或者日本执业，可能他又会受到当地流行的医学偏好的影响。

帕特里克曾患有糖尿病。这是一种慢性病，他已经接受了这一现实，对这种病他也做出了相应的调整。他认为一旦自己失去甲状腺，就必须每天服药，这相当于再患上第二种慢性病，而这将严重影响他的生活。很多情况下，外人根本没有办法理解这种想法对帕特里克的影响有多深。帕特里克的内分泌科医生没有办法理解，为什么对于帕特里克来说，每天多吃一片药的影响会那么大。但是作为医生来说，我们在给病人开处方的时候，可能总有"吃点药不算什么"的假设。很多疾病非常常见，比方说股关节或者膝关节炎症、良性的前列腺增生，或者是椎间盘突出，针对这些普通疾病的一项调查显示，病人对于可行的治疗手段的目标和结果的认识与医生明显不同。比方说双方对于每天都要吃药这一问题，负担到底有多大？医生和病人的看法都不同。病人们应该明白，医生和其他的专家在提供信息的时候，其实会受到他们自己偏好的影响。而作

---

① 让医生和其他保健领域从业人员，以一种客观的方式来讲清楚自己的偏好，同时提供明确的信息并不是一件易事。

为医生，我们常常不假思索地告诉病人们我们觉得哪种治疗方式比较好，却没有花时间跟病人讨论，去理解他们对于疾病和治疗的认识。当然，很多病人希望知道医生觉得什么治疗方式最好，有时候他们也会这样问医生。但是病人就算问，也应该等到医生以一种中立的方式把各种相关信息讲出来之后。

何为"最好的治疗"，专家各有定义

研究人员曾经深入研究过房颤病人与医生之间偏好的不同[①]。还记得么，戴夫·西蒙患的就是这种病。这种心率异常其实非常普遍：1% 的美国人在他们 30 多岁的时候都会出现这种症状，而在 70 岁以上的美国人中，出现这一症状的比例为 5%~10%。美国弗莱明汉心脏研究调查显示，大约 1/4 的人会在一生中某个时候出现房颤或者心房扑动，后者是另一种类似的心律失常。这种症状是甲状腺功能异常的前兆，尤其是对于老年人来说。

之所以会出现房颤，是因为心脏的上半部分，也就是心房收缩不正常，导致心跳频率紊乱不规则。血液容易在心房内瘀滞，形成血栓。血栓脱落后会随着血液流至全身各处，从而导致中风。房颤病人一般会采用叫作"抗凝血药"的血液稀释剂来进行药物治疗，例如华法林以及阿司匹林，这类药能够避免血栓的形成。但是这类药物可能导致大出血等副作用。这类大出血一般发生在消化道，但是也有可能会发生在脑部，如果出现脑出血的话，情况就非常危急。所以房颤病人必须在两难中做出选择：他们吃药的话能够避免中风，但是可能出现大出血的副作用。

---

① 医生和病人对现有治疗方式存在的问题、治疗目标，以及担心的重要性看法并不相同。

YOUR MEDICAL MIND
打破医疗思维的误区

加拿大新斯科舍省达尔豪斯大学（Dalhousie University）的研究人员对 60 位医生进行了访谈，这些医生都有治疗房颤病人的经验。研究人员还访问了差不多数量的病人，这些病人现在还没有房颤症状，但是将来很有可能会房颤病发。接受调查的每个医生和病人要为 100 位想象中的房颤病人选择治疗方式。有三种治疗方式可供选择：不接受任何治疗，服用阿司匹林或者服用华法林。研究人员提供给医生和病人的背景信息都是一样的，都是采用各种治疗方法后，中风的相关概率和出血的相关概率（这些概率以数字形式呈现）。之后研究人员会寻问研究对象哪种治疗方式最好。结果显示，病人更加关注避免中风，他们觉得只有避免中风，采用某种治疗方法的价值或者效用才会最高；但是医生却觉得避免出血比较重要。虽然研究人员没有发现为什么医生和病人对于某种疗法的好坏的观感不同，但是研究人员还是认为："为那些房颤病人选择合适的治疗方法时，应该考虑这些病人自己的意见。"

加拿大渥太华医院的研究人员也做过类似的调查，他们对将近 200 位年龄为 60~80 岁的患者进行调查。这些人目前没有患上房颤，但是在未来很有可能会出现这一症状。研究人员要这些研究对象设想，如果自己患上了房颤的话，会不会服用抗凝血药。研究人员给其中一组实验对象提供了定性的信息，比方说中风的风险和出血的风险分别被形容为"风险低"或者"风险中等"[7]。而他们给另一组实验对象提供了定量信息来评估中风和出血的风险，而这些定量信息有意地从正反两个方面解释，来做到中立。例如："接受治疗的患者中，3% 还是会中风，意味着 97% 的人接受治疗之后就不会中风了。"

在这项研究中，第二组那些获得了最详细信息的患者选择了研究人员们认为最"极端"的治疗方法；他们中的很多人要么选择了非常强的抗凝血药华法林，要么选择根本不接受任何治疗。而那种比较中庸的治疗方法，即阿司匹林，基本上无人问津。可见，如果将临床信息以一种准确和容易理解的方式呈现给病人，病人的偏好会因为个体差异而千差万别。

本书开始的时候介绍了戴夫·西蒙。他非常喜欢打网球，同时患有房颤。他现在要做一个艰难的医疗决定。他面前有两种未来的图景，一种是中风，另一种是大出血。而让问题更复杂的是，现在他有一种新药可供选择。这种新的血液稀释剂比华法林要更让人放心一点，研究显示它导致内出血的风险也更小一点。但是吃这种药，缺血性心脏病急性发作的可能性会略微提高，原因暂时还不清楚。戴夫的心内科医生告诉他，你可以采用之前比较常规的治疗方法，也可以采用这种新药。她还告诉戴夫，服用每种药物之后缺血性心脏病急性发作的概率各是多少，多少人服用这种药物时其中有一个人会避免中风发作。医生还告诉戴夫一个叫作"多少人会受到伤害"的数据，即多少个人服用药物时会有一个人产生严重的副作用，在这里指的就是消化道出血或者脑出血。

戴夫考虑了很久，他不光研究了这些数字，还反思了自己的思维方式。戴夫是个怀疑者，不管是哪种药，他吃起来都心有余悸，但是他也知道自己更不想中风。经过好几个不眠之夜之后，他最终做出了决定。他跟我们说："我决定还是采用传统的血液稀释剂，因为我不是一个喜欢冒险的人。我还记得几年前的抗炎药万络，当它刚刚问世的时候，人们都非常激动，医生也说它比阿司匹林等传统药物要好。但是后来医生发现这种药会增加病人心脏病发作的风险。所以我还是希望服用那种临床应用比较久的药物。"如果病人是一个笃信者，那么一旦一种新药问世，他可能会显得非常积极，会要求马上换到那种新药，哪怕现在的治疗方式疗效显著。

一组研究高血压疗法的研究人员发现，高血压病人也会出现类似的不同治疗偏好。在这项研究中，研究人员将几种不同的高血压疗法给医生和病人看。之后，研究人员让医生和病人决定，在什么样的情况下，某一种治疗方法的益处大于它的风险（比方说副作用、价格高或者服用不便，等等）。研究人员发现，在获得同等信息的情况下，病人比较不愿意去治疗高血压。病人似乎更加厌恶风险。跟医生相比，病人更加担心药物的副作用。

在这项研究中，就算根据专家的意见，他们应该马上采取药物治疗，但是还是有 1/3 的病人不愿意服用药物来治疗他们的高血压。这些病人就像本书提到的亚历克斯·米勒一样，他们不想采用医生推荐给他们的疗法[8]。但是研究人员同样发现，为数不少的患者（15%~20%）希望采用那些没有确切疗效、同时医生也没有推荐的疗法。我们认为这些患者是追求极致的患者，就有一点像米歇尔·伯德。这些人认为，要保护自己的健康就必须走在医学研究的最前沿，采用最新的医学研究成果，哪怕新疗法还没有得到科学数据的支持。

病人们应该意识到，对于某种症状是否应该接受治疗，专家们的意见也不统一。比方说，美国和欧洲的专家委员会所制定的高血压治疗指南就完全不一样。美国的专家认为，血压轻微上升就应该治疗，这样的益处大过风险。像亚历克斯·米勒在指南中看到的建议，就是应该立即服药。但是在欧洲，虽然专家们掌握的是相同的科学数据，但是对于轻微高血压的病人，专家们在指南中的建议是不要服用药物。在欧洲，医生是不鼓励像亚历克斯这样的患者马上吃药的。可见，不同的专家对于什么是"最好的治疗手段"的定义也完全不同。

罗尼·海伍德（Rodney Hayward）博士来自密歇根大学，是一位保健领域广受尊敬的学者。最近，他在《新英格兰医学杂志》上发表了一篇文章，他写道："一种治疗手段，它的益处是不是足够大，以至于超过了副作用的风险？换句话说，究竟什么时候才应该进行医学干预？这个问题其实从根本上来说是一种价值判断。"

为什么说这是主观上的价值判断？为什么没有一个清楚的、是非分明的答案呢？这是因为，在海伍德看来，对于许多治疗手段来说，存在一片很大的"灰色地带，在这里，医学治疗到底有多大的益处其实是说不清楚的"。

决策背后的心理学
YOUR MEDICAL MIND

净利益

在讨论灰色地带的时候，海伍德举了胆固醇水平的例子。我们讨论了苏珊·鲍威尔的例子，在她考虑接受他汀类药物治疗的时候，这种药物的"净利益"（net benefit）到底有多少？"净利益"指的是某种治疗的益处减去它可能带来的副作用。

在看完所有的数据，特别是"需要治疗的病人数"之后，考虑到他汀类药物的副作用那么高，苏珊不相信服用他汀类药物有足够高的净利益。所以，苏珊跟医生对于服药的看法不同，不是因为她"健康素养不够高"或者"不够理性"，而是她跟推荐某种疗法的医生有完全不同的主观判断。在这个问题上，我们非常赞同海伍德的观点：如果问题出在治疗的净利益说不清楚的那一大块灰色地带上，"医生应该充分尊重病人是否采取医学干预措施的决定"。

你看的医学指南已经 2 年没修订了

然而，某种疾病的"最佳疗法"又是从何而来？某一种疾病的"最佳疗法"，是由专家委员会在一起开会制定出来的。制定指南的原则是：指南必须有最坚实的证据，要由这个领域最权威的科学家们来制定。这些指南也正是所谓的循证医学里最重要的一部分。也就是说，临床实践应该以科学研究的结果为唯一的依据。可以说，这些指南不仅仅是为医生提供的，也是为病人们提供的：病人们可以通过信息手册、网络和各种媒体来学习指南提供的内容。因此，指南是影响病人决定的最重要的因素之一。病人要是觉得满意，他们就会用"最好"这种词汇来形容某一个治疗方法。指南的支持者坚称，不管是医生还是病人，都应该以专家们的建议作为各自默认的治疗方式。有一些医生和健康政策制定者甚至认为，如果病人没有按照专家的建议行事，那么他们掌握的信息就是不完整的，或者说做出的决定就是"不理智的"。

医生和病人当然应该去参考一下这些指南，因为指南提供了大量关于这些疾病和各种疗法的背景信息。但是，人们必须认识到这些指南本身算不上是"科学的"。指南里面存在偏见和主观判断。专家们在做推荐的时候是有取舍的，他们可以选择推荐哪些、不推荐哪些临床研究。此外，所有的研究其实都是存在局限性的。研究提供的是一组特定的实验对象中的平均统计结果。这些平均结果并不保证适用于某一个具体病人。哪怕是最缜密、最周全的医学研究，也不能保证考虑到了所有病人的年龄、性别、家庭遗传、生活方式、饮食、当前的治疗状态等各种变量；而正是这些变量造就了我们每一个独特的个体，决定了某一个疗法对我们到底有没有效，或者说作为病人我们会经历哪种副作用。事实上，很多研究都排除了老年的实验对象，或者排除了那些同时患有其他疾病的病人。对于获得一定的益处，需要冒多大的风险才算得上是值得的，专家们在给出最终建议的时候也掺杂了自身的主观判断。此外，全美医学研究院的人员指出，由于许多撰写指南的专家们本身就是医疗产品公司或者是私人保险公司的顾问，他们本身也面临着潜在的利益冲突。最后，由于专家委员们必须达成一致，对外发布指南，委员会中许多有异议的声音被掩盖了，阅读指南的人也无从得知专家内部的不同意见。

YOUR MEDICAL MIND
打破医疗思维的误区

患者同样应该意识到这些指南并不是一成不变的：许多医学指南中的变动几乎发生在一夜之间。有一项研究对专家委员会的 100 项建议进行了调查。研究人员发现，在不到一年的时间里，医学指南中 14% 的建议完全颠倒了；在两年的时间里，23% 的建议也发生了变化；如果把时间放长到 5 年半，整整一半的医学建议都被推翻了。

美国内科医师学会代表了全美的内科医生，2010 年他们所给的报告指出**所有的指南，如果专家组没有对此进行修订，5 年之后就应该停止使用了**。因为到了那个时候可能会有新的数据出现，从而推翻当前的结论；而且那个时候专家委员会的人员构成也可能会发生改变，专家们主观评判的"效用"或者价值也会随之发生改变。之前医学指南建议，所有绝经期妇女都应该使用雌激素来避免心脏病和痴呆症，而"妇女健康倡议"项目通过实验获得了新的数据，推翻了这条医学建议。当然还是有一些专家对于这项实验存在异议，他们还是觉得原来的医学建议有一些道理。这些专家相信，雌激素替代疗法对于一些女性来说还是有很大"效用"的，至少这种治疗方式的益处要大于可能带来的风险。

很明显，医学指南和医学建议里面除了科学证据和临床数据之外，还夹带了其他"私货"。这些医学建议里所谓的"最好的"治疗方案，其实还包括了伯努利公式中的第二项，即这种疗法的"效用"或者说对于生活质量的影响。对每个人而言，这部分的影响其实是主观的，不是单纯从客观的实验数据就能够得到的。

我们相信所有的患者都应该对自己的病情有充分的认知，医生应该询问他们自己的想法。美国国家科学院医学研究所指出，所谓的"高质量的诊疗"，是指患者"在掌握充分信息的前提下，做出了自己的选择"。而要"掌握充分信息"，患者必须认识到医学的灰色地带。患者必须时刻警惕，医学指南不是纯粹的科学，它其中包含着大量的主观判断。

YOUR MEDICAL MIND
打破医疗思维的误区

2010 年，密歇根大学的研究人员公布了全美第一份关于医疗决定的调查结果。研究人员通过电话随机访问了 3 100 名成人，这些调查对象的年龄都在 40 岁以上。研究人员向实验对象询问一系列有关他们看病的问题，尤其是对于一些常见的疾病，他们与医生是如何交流的。调查结果让人不安：只有不到一半的病人说，当自己出现高血压或者高胆固醇的时候，医生会问他们自己想采用哪种治疗方式[9]。虽然医学指南的最下方总有一行小字，说医学建议必须考虑病人的偏好、价值观和目标，但是我们觉得这行小字应该用大字来标注，因为在多数情况下，医生根本就不考虑患者的想法。

公共卫生政策的制定者和保险公司都有一种让人讨厌的家长式管理作风。他们总想着根据医学指南将公共卫生服务标准化。有的时候标准化是好的，甚至是必要的，比方说对于安全措施的管理，或者是对急救情况而言。但是有的时候就必须考虑病人的偏好，这个时候谈医学标准化就有一些不合时宜了。但是医生给病人治病的时候，经常受到外界因素的影响。例如按照医学指南规定的方法治疗，医生能够得到好处，尤其是经济上的好处；而一旦没有按照医学指南的规定方式治疗，医生可能就会吃亏。保险公司会分发医生评价卡到每个有医保的病人手中，病人根据医学指南一项一项地给医生打分，最终的分数一般都会对外公布。我们经常看到医生出于这些压力，强迫病人做某种医疗选择，有时候这种医疗选择既不反映医生自己的想法，也不符合患者的偏好。事实上，作为一个病人，你最希望的是医生站在你这边，帮你做出个性化的医疗决定。

如果你和你的医生在治疗方式上无法统一意见，这个时候应该怎么办？在这种情况下，卡特医生建议医生要和病人好好"协商"一下。当然，最终的决定还是要病人来做。因为治疗成功了，是病人自己得到了好处，而一旦治疗失败了，产生的副作用也是由病人自己来承受。不管出现哪种结果，病人都需要根据自己的人生目标和价值观来进行心理调整。

对于这种治疗方式的益处和风险，帕特里克·巴普提斯特跟他的内分泌科医生的看法不太一样。帕特里克之后又回头去找自己原来的保健医生，让他给自己重新介绍一个新的内分泌科医生。他描述："这个新医生把三种治疗方式都介绍清楚了，告诉了我每种疗法的利弊，"新医生没有一下子说什么治疗方式是最好的，"相反，他问我对每种疗法有什么想法。"

新医生向帕特里克解释说，抗甲亢药物能够控制甲亢的症状，虽然没有办法根治，但可以等格雷夫斯病自愈。不过他说得也很明白，他没有办法保证这种病一定会自愈，就算好了也不能保证不会复发。

帕特里克说："如果病情能够缓解，不用每天再多吃一片别的药，不用担心它变成慢性病，哪怕只有一丝机会，那么对我来说，这就值得尝试。我明白如果抗甲亢药物没有效果，可能就需要服用放射性碘丸或者做手术了。但是如果事情真的到了那一步，该做什么我会做的。"

医生与患者的谏言

- 专家的推荐也存在局限性，患者应掌握充分的信息，不要盲目听从指导。
- 在选择治疗手段时，要注意其"价值"的高低与其风险大小密切相关。
- 在查阅医学指南的时候，一定要注意，你所阅读的指南是哪一年修订的，是否是最近更新过的。

徐卓
陶斯后现代学院成员，清华大学幸福研究中心顾问，合作对话叙事医学专家

"选择"看似一个理性决策的过程，但是，心理学告诉我们人从未真正理性过。面对超量的信息和认知极限，"最好的抉择"未必是生理、病理上最合理的结论，却可能是一个合作的、对话的、支撑的关系。如是做，我们可能仍无法挽回生命，但我们必然可以照见人性。

马丁·布伯说："当我全然转向你，你以灵性之光将我照见；当我全然与你相遇，我—你中之我也就随之溢出。"意义，也在选择的过程中，全然溢出。

04

未来会不会后悔
现在的决定

YOUR
MEDICAL
MIND

	丽莎	**姓名**	**姓名**	卡尔
	女	**性别**	**性别**	男
	教师	**职业**	**职业**	长跑运动员
	42 岁	**年龄**	**年龄**	40 岁

症状及病史：

骨刺、腱鞘囊肿和关节炎；曾患狼疮，服
药产生了严重的副作用

处理方式：

注射可的松能缓解症状，但选择了做关节
融合术

就医中的困惑：

不愿做手术，倾向于保守治疗

症状及病史：

膝盖软骨磨损，老化严重，做手术曾成功
治愈左膝

处理方式：

先是保守治疗，之后选择手术

就医中的困惑：

做手术是否可缓解症状

足部手术
foot surgery

关节镜手术
Arthroscopic

不断拖延的手术决定

丽莎·诺顿沿着走廊快速往前走，她要赶去上课。丽莎生活在佛罗里达州南部，是一名 42 岁的对外英语教师。她给学生上课从来不迟到，这也是她非常引以为豪的一点。就快要走到教室门口的时候，她突然感到脚上像刀割一样痛，只好停了下来，深呼一口气，她想要让自己的表情恢复镇静，然后再走进教室。她不想让学生看出自己非常不舒服。

这是 8 个月之前的插曲了。那个时候，一个骨科大夫给丽莎的脚做了检查，拍了 X 光片，之后告诉丽莎，她的第一节跖骨关节长了骨刺，此外还有腱鞘囊肿和关节炎。医生说："你的病情需要做手术，患处的老化非常严重。"医生解释说，他不仅要把骨刺和囊肿摘除，还要放进两根钛螺栓，再把临近的两块骨头融合在一块儿。之所以要融合骨头，是为了避免关节移位，她的关节炎非常严重，任何的摩擦都会引起疼痛。

丽莎体型苗条，喜欢运动，念大学的时候还是一名长跑选手。她认识很多患有关节疼痛的长跑运动员，这些人在接受可的松注射之后症状都有所缓解。于是，丽莎问医生，她是不是也可以进行这种类固醇的治疗。

医生断然说："那种治疗对你没用。"

但是丽莎跟我们说，当时她强烈要求医生给自己注射可的松，事实上也确实产生了疗效。"接受可的松注射的 8 个月里，我走路的时候感觉不出任何异样。"不过之后，疼痛又回来了。

丽莎对手术非常反感。24 岁那年，作为长跑爱好者的她状态达到了巅峰，但是不知道为什么突然出现了严重的疲劳、关节疼痛、两颊长满了皮疹等症状。医生确诊她患上了狼疮，这是一种会影响人体许多组织的免疫系统疾病。一开始，她采用严格的自然主义疗法来治疗自己的狼疮。丽莎说："我当时在床上躺了整整四个月，不停地看那些生僻的书，希望这病能够自己好，我的身体能够自己复原。"但是症状没有消退的迹象，而且"最后，我痛得实在受不了了，整个人疲惫到不行，就连动也不能动"。她于是找到了一个风湿科医生，这位医生是治疗免疫系统疾病的专家。医生给她开了大剂量的强的松和硫唑嘌呤，这些药能够抑制免疫系统的功能。

之后，丽莎稍微恢复了元气，而关节的疼痛和皮疹也渐渐消退。但是这些药的效力很强，在丽莎身上产生了严重的副作用，并且经常会出现这样的情况：丽莎的脸肿了起来，食量大增，晚上也睡不着觉。丽莎还有一个担心，就是硫唑嘌呤对于血细胞有毒性，这种药可能会提高她罹患癌症的风险。她跟我们说："所以我一直想要戒除药物，但是每一次狼疮都会卷土重来，最后只能加大药物的剂量作罢。"她的风湿科医生"明白我的担心"，表示非常理解丽莎对于这些药物副作用的忧虑，能够体会到丽莎想要身体自然康复的愿望。几年之后，这种免疫系统的疾病终于好了，从此之后丽莎再也不需要服用药物了。从那个时候起，她再也没有接受过有关狼疮的治疗。丽莎告诉我们，这段病史教会她："我要学会勇敢地说出自己的想法。"

丽莎·诺顿的故事其实能够说明病人们在遇到比较严重的疾病时的

心理历程。当你身体状态良好的时候，你很难设想自己生病时将会面对怎样的选择，自己又会做出怎样的决定。当丽莎患上狼疮的时候，她采用了各种"自然主义疗法"，加强营养，进行冥想，运用各种技巧来放松身体，还有其他各种办法，但是病情就是无法好转。这个时候，她的医疗偏好就比较容易变通了。面对新情况，她能够改变自己的固有想法。当然，她在心底里还坚持着自然主义的倾向。

而当时，疼痛再度袭来，丽莎只好在家里休息，把脚抬得高高的。在接下来的几周里，她用冰块敷患处，也试了一些新的矫正器械。但是疼痛并没有好转。于是她只好又回到医生那里去。

在听完丽莎的病情之后，医生说："我一点都不奇怪。我早就说过了，你需要做手术。"

但是丽莎和她的女儿计划几周之后去欧洲旅行。她们很久之前就已经做好了安排，所以丽莎跟医生说，她不希望因为手术而影响这次旅行。

医生却一直强调："你之所以疼痛，是因为有骨刺、腱鞘囊肿，还有很严重的关节炎，这些毛病肯定会影响你的旅行的。这些问题我都能够帮你解决，只要两周，你就能够康复了，想怎么旅行都没问题。"

丽莎回答说："我还是想再打一针可的松。"

医生顿了顿，之后一字一顿地说："我这次可以帮你打，但是这治标不治本。我们还是得安排时间做手术。"这话在丽莎听来，就像医生在教训一个不听话的孩子，不过她还是同意了。

丽莎和女儿的欧洲之行就跟她们设想的一样美妙。她们两个人都非常喜欢艺术，连着好几天都在巴黎大大小小的博物馆流连忘返。虽然每天丽莎都会站着或者行走好几个小时，但是她根本感觉不到任何不舒服——注射可的松又一次起了作用。但是手术已经安排好了，所以当丽莎旅行回来后，她还是回到医院做了术前检查。

在检查室，丽莎在等待一位护士帮她做术前检查的时候几乎睡着了。她还没有完全倒过时差来。护士热情地接待了丽莎，她面带微笑，拿出一张清单一项一项对照，查看了丽莎的病史，询问了丽莎对什么药物有过敏反应或者不良反应。护士看到丽莎最近刚做过心电图和胸透，结果显示丽莎没有任何问题，可以接受手术。

丽莎对护士说："你知道吗，我的脚现在感觉非常良好。我在想我现在是不是真的需要做这么大型的手术？"

护士原来还在对照清单，听到丽莎这样说便抬起头来，奇怪地看着丽莎。她说："你应该跟医生讨论这个问题，而不是对我说。不过既然你都已经过来了，我们还是把你的术前血检做掉吧。"于是护士递给丽莎一张单子，上面写着若干项测试。护士告诉了丽莎怎样去找验血的医生抽血化验。

第二天，丽莎回到学校，跟校长确认了自己的手术时间，手术之后至少两周会有别的老师帮自己代课。

丽莎跟校长说："虽然我在巴黎的时候走了很多路，但我的脚现在感觉很好 。我在想我是不是真的需要做这种手术？"

校长扬起眉毛，感到很惊讶。她建议说："你真的应该跟医生好好谈一下。"

在我们采访丽莎的时候，她总是想起这一段段对话。她说："我觉得我当时非常害怕直接面对我的医生，"直到现在，她也不太清楚为什么她当时没有告诉医生，自己的脚感觉非常好，"我想我可能就是不想直接跟那个医生打交道吧。他说话冷冰冰的，对于自己说的话似乎非常坚决。我也的确试图相信，他知道什么是最好的。"

于是丽莎进行了手术。外科医生将骨刺和腱鞘囊肿移除，之后将发炎的关节融合，装上两个很小的钛螺栓，这样骨头之间就不会因为摩擦，造成疼痛了。手术之后第二天，外科医生给丽莎打电话，说根据术后 X 光片显示，手术"不太成功"。看上去似乎螺栓没有正确咬合，所以丽莎只好又进行了第二次手术。

4 个月之后，我们又采访了丽莎。她说："现在，我的脚成天都在痛，我根本没有办法好好走路，而且我的髋部也开始痛了。"她现在上课的时候根本就没有办法站着，一切家务都只好由丈夫和女儿分担：购物、洗衣、在邮局排队寄包裹。现在的丽莎·诺顿灰心丧气、痛苦不已、懊恼万分。

痛苦指数对医疗决定的影响

卡尔·辛普森是一个长跑运动员。年轻的时候，他高高瘦瘦的，喜欢争强好胜，从小开始就喜欢在家乡西弗吉尼亚州矿区的小山上跑上跑下。成年后，卡尔从商，但不论是在美国国内还是到国外出差，他每天早上一定会进行高强度的晨跑，从不例外。跟许多其他的运动员一样，卡尔的膝盖也磨损了。后来他接受了手术，跟丽莎一样，手术效果也不理想，但是卡尔一点也不后悔。

大约是在 40 岁出头的时候，卡尔开始感到自己的左膝隐隐作痛。当时的卡尔人近中年，为了维持自己的竞技状态，不向自己的年龄认输，他开始跑步登上那些陡峭的山峰。但是几个月之后，他再也无法忽视左膝的不适，疼痛越来越严重，不仅在跑步爬山的时候困扰他，就算在平地上走路他都会感到疼痛。卡尔只好去看一个骨科医生,医生告诉他,他膝盖里的软骨磨损较为严重。之后外科医生对卡尔进行了关节镜手术,医生把一根很细的光纤维仪器伸到卡尔的膝盖骨之下,从而为关节成像,之后又移除了磨损了的软骨。

卡尔告诉我们:"我当时的手术非常成功。手术结束之后几周,我又可以跑山了。"

手术之后8年,卡尔不知道又跑了多少公里,但他忽然之间又开始感到膝盖疼痛,不过这一次是右边膝盖。每次伸直脚的时候,卡尔都会听到"嘎吱嘎吱"的声音。卡尔回忆道:"就连我每次从车里钻出来都会感到钻心的疼。凌晨3点钟,我都得问自己,膝盖那么痛,你真的还要起来撒尿么?"

于是卡尔又回去找到8年之前给自己左膝做手术的那个骨科医生,他向医生描述了他右膝的剧痛。卡尔说:"我现在已经准备好进行第二次手术了。"

医生仔细地盯着电脑屏幕看,他是在研究卡尔的膝盖X光片。医生解释说:"你知道,当年我为你的左膝做手术的时候,你膝盖里面好的软骨要比现在多得多。现在,你的右膝老化非常严重。有的地方基本上骨头挨着骨头了。所以,关节镜手术的效果可能不会太理想。"医生把屏幕转向卡尔,给他看了他膝盖的X光片。卡尔看到,自己骨头上扇贝状的坚硬外缘基本上挨在了一起。他膝盖现在的状况是骨头老化的典型案例:关节不停地磨损着软骨,最终骨头的表面挨到了一起。

医生建议卡尔说:"我们先进行一下保守治疗吧。保守治疗不可能对所有人都有效果,但是说不定比较适合你。我等一下再给你开一个物理治疗的处方,你还可以吃一点消炎药,缓解一下症状。"这个外科医生继续说："如果这些治疗没有效果，我们到时候再考虑要不要进行手术。"

决策背后的心理学
YOUR MEDICAL MIND

痛苦指数

这位骨科医生想要做的，是评估卡尔的痛苦程度，以及行动是否方便，用一些医生的话来说，这就是卡尔的"痛苦指数"（misery index）。痛苦指数最开始是一个经济学词汇，指的是一个国家或者地区失业率和通货膨胀率两者之和，这个指标可以用来测量一个国家的金融健康水平。而在医学领域，这个词汇被用来衡量某种疾病的患者所经受的痛苦以及他正常生活的受限程度。不同人的痛觉阈值各不相同；一些人忍受疾病不适的能力强，就算不舒服，对他们的生活也不会产生多大的影响，而另一些人稍有不适就感到生活变得一团糟。就卡尔来说，他承受的痛苦很大，而他的痛苦指数相应也非常高。

YOUR MEDICAL MIND
打破医疗思维的误区

卡内基·梅隆大学的乔治·罗文斯坦（George Loewenstein）对人类做决定的过程进行了广泛的研究，他发现人有"高温"和"低温"两种情绪状态。比方说，如果我们在饥肠辘辘的时候去超市采购，那么我们就处在一种高温的激动状态中，这个时候，我们往往会买很多自己不需要的东西。同样，如果我们处于疼痛、焦虑、愤怒或者沮丧的状态中，我们会变得非常激动，做出自以为能够迅速改善痛苦状态的决定。研究显示，在这种状态中，病人们经常做出糟糕的决定。他们会把某项治疗手段蕴含的风险考虑得过低，而把这种手段成功的可能性估计得过高。

医生向卡尔推荐了保守的治疗方法，同时建议保持一个较长的观察期，这在根本上帮助卡尔降低了他的情绪温度。正如你所预料到的，如果我们的身体不像之前那样痛苦了，我们便能"冷却"下来，也会更加深思熟虑地来做决定。这个时候我们能够更好、更准确地看出某种治疗方法的优点和缺点。

不过，在两个月的保守治疗之后，卡尔的痛苦指数基本上没有下降。于是卡尔又回到外科医生那里，医生对他的膝盖进行了核磁共振成像检查。然后这两个人又碰了一次面，医生想跟卡尔再讨论一下如何治疗。

卡尔说："我在家爬楼梯上二楼都会感到钻心的痛。我现在就想赶快脱离苦海，医生，请你尽最大努力帮助我！"

但是卡尔也跟我们说，在他做出最终的决定之前，他还是要求先看一下相关风险数据。卡尔特意向医生要来了各种不同治疗方法的数据，从而量化了不同方法的风险和益处。卡尔说，他相信这个医生的原因之一就是因为他提供了相关的数据，找到了很多研究结果，比较了保守治疗和手术治疗之间优劣，还把这些数据打印出来给了卡尔。

卡尔说："我看不到物理治疗对于缓解我现在的症状还能够有什么帮助，毕竟，我的软骨都已经严重磨损了。每一次我伸直腿，都会听到'嘎吱嘎吱'的声音。据我所知，世界上所有的物理治疗都没有办法解决我的症状。我已经很认真地治了两个月了，完全没有效果。"

医生告诉卡尔："我能做的也就这么多了。现在你的膝盖基本上是骨头挨着骨头，在这种情况下，我们能够做的非常有限。"卡尔非常感激医生的坦率，他也觉得这是他现在唯一的选择了。他没有犹豫，也没有再去寻求"自然主义疗法"，毅然决然地选择进行手术。

手术之后几个月，卡尔告诉我们："我的长跑生涯已经结束了。手术并不成功。现在我的膝盖还是非常痛。"医生建议卡尔尝试一种新的治疗方案，之前有和卡尔的病情类似的病人在关节处注射一种具备软骨功能的新材料，但是这种新方法的效果并没有得到广泛证实。到现在为止，卡尔已经打了两次这种针，但是都没有缓解他的病情。尽管手术效果非常差，但卡尔告诉我们，他其实没有什么好值得后悔的。

不完美的手术和不完美的情绪

手术结果不完美是很常见的情况。有的时候，一台不尽完美的手术对于病人的生活只会产生轻微的影响：比方说会有些许持续的不适，或者手术留下了疙瘩或者疤痕——但是除此之外，手术还是取得了预期的效果。不过另外一些时候，不完美的手术可能会给患者带来各种严重问题。哪怕主刀医生水平再高，护理人员和医院的素质无可挑剔，谁也不能保证病人一定能够获得满意的手术效果。一位骨科医生告诉我们："有时候，就算我采取的一切手术步骤都是正确无误的，病人在手术之后还是有可能感到疼痛，不能自如地活动关节。"手术之前，医生会让你签署一份知情同意书，签好之后就意味着你已经阅读、理解并且咨询过可能出现的各种负面结果了，你认可了这份充斥了大大小小不良后果的文件。本质上说，你签字就意味着你同意接受各种不确定性。

丽莎和卡尔两个人都签署了这种文件，而术后两个人都不得不忍受各种疼痛。但是究竟是什么因素，导致了其中一个人懊悔不已，而另外一个人却丝毫没有这种感觉？

后悔

后悔是痛苦的，它会持续很长时间，一点一点带走病人生命中的幸福和快乐。以色列希伯来大学的研究者阿莫斯·特沃斯基（Amos Tversky）和丹尼尔·卡尼曼（Daniel Kahneman）是"后悔"领域的早期研究者，他们在这方面的开创性工作奠定了现代认知心理学的基础。当时，他们主要研究的是人在金钱方面的后悔。在一次实验中，他们要求实验对象设想两类不同投资者的感觉。实验的设定是这样的：最近一只股票的价格下跌了，在此之前，一位"积极的"投资者刚刚买入了这只股票，而另一位"消极的"投资者之前就买入了这只股票，他什么都没做，只是把这只股票留在自己的投资组合里。绝大多数的实验对象都认为，那位"积极的"投资者会因为自己最近的买入行为而感到更加懊悔，持有这样观点的人超过90%。于是，特沃斯基和卡尼曼得出结论，比起消极的等待而言，如果近期的干预结果非常糟糕，那么人们会感到更加懊悔。

虽然这个实验是关于投资的，但是它也为人们认识医疗决定提供了一个新颖的角度。亚利桑那大学的认知心理学家特里·康纳利（Terry Connolly）通过观察证实，如果一个人采取了某种积极的治疗措施，而效果非常不理想，他会感到更加强烈的自责和持续的悔恨。我们已经看到，丽莎和卡尔两个人其实都选择了积极的医疗干预。

此后，以马塞尔·兹伦伯格（Marcel Zeenlenberg）为首的一个荷兰研究团队发现，采取积极干预有可能产生后悔，但是病人之前的经历对于他是否会后悔也有影响。这些研究者在体育领域进行了这方面的实验。实验假设一个教练在球队出场之前临时更换了出场队员的名单，之后他们输掉了比赛。研究者邀请实验对象评估这个教练的后悔程度。结果，教练到底有多后悔取决于他的队伍之前的表现，他们是总在赢呢，还是总在输。如果他的队伍一直是赢的，那么人们认为这个临时更换了出场阵容的教练肯定会感到深深的懊悔；但是如果他的队伍一直是输的，那么就算临时更换阵容之后又输了，教练也不怎么会后悔。

荷兰研究团队进行的体育实验对于丽莎和卡尔是有现实意义的。丽莎的可的松注射取得了很好的疗效，在巴黎的时候，她可以每天连着走好几个小时都不会感觉到疼痛。这就相当于实验中之前一直赢的队伍。所以，当她更改"出场阵容"——也就是说，当她摒弃帮她取得胜利的可的松注射疗法，转而采用全面手术的治疗方法后，一旦她的队伍"输了"，她肯定会感到非常后悔。而从另一个方面看，卡尔的队伍"一直都在输"，他的痛苦指数一直都很高。他采用了物理治疗，但是他的疼痛和行动不便完全没有得到缓解，所以就算他的手术同样没有成功，他却没什么后悔的。这可能是丽莎懊恼不已，而卡尔却没有一丝后悔的一个因素。

当然，虽然丽莎的可的松治疗帮她取得过胜利，从长期看，这并不是一个好的治疗方法，可能第三次注射可的松就不会有什么效果了。用荷兰研究团队的体育实验作类比，可能丽莎的队伍表现不如从前，开始遭遇败绩，而这时如果改变策略的话，就算"比赛"最后还是输了，即手术没有成功，丽莎可能也会少后悔一些。

忽略偏差

在思考临床医疗选择的时候，认知心理学家提出了一个"忽略偏差"（omission bias）的概念。一些人选择不去积极主动地进行治疗，是因为他们担心万一自己的治疗失败了，特别是出现副作用的话，那么他们可能会感到更加后悔。这种对于后悔的预期可能会使得一些病人回避（"忽略"）而不去进行（"投入"）治疗。

研究者用"忽略偏差"理论来解释为什么流感疫苗的注射率非常低，通常只有 35%～45% 的成年人会进行注射。在人们自我感觉良好的时候，他们只会想到如果出现副作用，自己会感到多么后悔。虽然注射疫苗出现副作用的概率非常低，而且这些副作用通常也非常轻微，但是很多人还是选择回避注射，哪怕今后有可能患上流感且对身体可能会有更大的损伤。不出所料，那些之后感染严重流感的人会非常后悔自己当初回避了疫苗注射，责怪自己考虑问题太过浅薄。

康纳利和他的研究团队发现，如果手术效果不尽如人意，病人最后悔的很有可能是考虑做手术的过程。丽莎的手术失败了，而她最后悔的其实就是当时做的决定。她不断地回忆当时的种种情形，自己和医生、家人、朋友的谈话过程以及自己思维方式的转变过程，想要找到自己明明可以做得更好的地方。

康纳利区分了"常规"和"非常规"两种决策过程。"非常规"的决策过程偏离了一个人正常的逻辑、行为或者偏好。丽莎之前曾经患过狼疮，当时她按照自己的自然主义倾向来选择治疗方式，即躺在床上看几个月的书，阅读治疗免疫系统疾病的另类方式。最后，当病情没有任何缓解的时候，她还是决定采用主流的医疗方法，包括服用那些有严重副作用的药物。她当时找了几个人寻求不同的意见，她感到自己对于各种医疗方案都有了清晰的认识。同样重要的是，丽莎认为自己的风湿科医生非常了解自己的想法。丽莎说："医生知道我的心思，知道我非常不喜欢吃药，想要尽快停药。"从本质上讲，医生根据丽莎的偏好提出了自己的治疗方案，好几次尝试降低丽莎服药的剂量，虽然每一次降低剂量都以丽莎的病情恶化而收场。直到好几年之后丽莎的病情才逐渐好转，而在这段时间里，每一次丽莎降低剂量就会紧跟着大剂量的弥补性治疗，用丽莎的话来说，就像是在坐"过山车"，她会因副作用出现失眠、食欲旺盛、身体发肿等各种症状，但是丽莎从来没有后悔过自己降低剂量的决定。在治疗狼疮的时候，丽莎是按照自己"常规"的流程来思考决定的。但是在决定是否进行足部手术的时候，她发现自己完全放弃了"常规"的决策流程。

与医生沟通的心态

去欧洲旅行之前，丽莎感到自己好像跟医生达成了一个"协议"。我们之前提到了卡特博士跟病人进行过类似的沟通，他会询问病人想要什么，不想要什么，以及其中的原因。但是丽莎和医生的协议完全不是这样的。丽莎告诉我们："医生同意给我进行可的松注射，但是前提条件是我从欧洲回来后要安排手术。"丽莎感到，如果她回来之后改变主意，就像是背弃之前做出的承诺。丽莎说："我也不知道为什么会陷入这种思维中。我感到好像是欠了这个医生似的，因为我们约好了从欧洲回来之后就进行手术。"

YOUR MEDICAL MIND
打破医疗思维的误区

很多患者都有类似的感觉，他们都不太愿意让自己的医生失望。美国东北大学心理学家朱迪丝·霍尔（Judith Hall）和约翰·霍普金斯大学的健康研究人员黛布拉·罗特尔（Debra Roter）对于医患沟通进行过广泛的研究。他们两人将注意力放在了病人求医过程中的心理上。医患关系是一种非常典型的权力不对称的关系——医生往往是权威，有特别的知识和技能，而病人需要医生的帮助来解决问题。许多病人怕医生觉得自己"难搞"，担心如果自己质疑了医生的思路，挑战了医生的建议而跟医生搞僵。

我们曾经跟一个病人聊过，在考虑是否要进行手术的时候，这个病人担心他要是给医生提问题的话，医生进行手术的时候不会尽全力，"他要是嫌我烦的话，在手术的时候可能会从潜意识里表现出来"。因为有这种想法，这个病人就没有坦率地把自己的担忧跟医生沟通清楚，尽管没有任何证据显示他的医生有任何违背职业道德的行为。除此之外，霍尔和罗特尔还发现，如果患者说出自己的想法或者感觉，而医生对此表示反对，或者流露出反感，患者往往会感到非常自责，他们会以为自己性格上的某种弱点导致了医生的反感。丽莎告诉我们："我不想当那种脾气暴躁、跟医生吵架的病人。如果我不听医生的劝告，我不就变成那种病人了么。"

丽莎解释说："我很害怕直接质疑医生。我甚至希望能有别的人告诉他我心里的担忧。"丽莎曾经跟护士和她自己学校的校长聊过，她们两个人都建议丽莎直接跟医生谈，这其实是正确的。丽莎说："但是我当时胆小如鼠，就是不想直接跟他摊牌。"

就算病人像丽莎那样思维独立，见多识广，他们在生病的时候也很难像平常那样根据自己的想法做决定。我们曾经跟一个著名大学的英文系教授聊过，此人口才超群，不论是跟同侪辩论还是面对院系主任，争辩从来不会吃亏。有一次他摔断了腿，之后进行了一系列非常危险的手术。他告诉我们："每次我坐在外科医生旁边，我的脑子就一片空白。在他面前我就像是一个害怕极了的小孩，完全失去了思考能力。"

在考虑重要医疗决定时，人们往往建议病人去咨询另外一个医生的意见。丽莎也的确向另一位著名的骨科医生说明了自己的情况。丽莎告诉我们："当我问他该怎么办最好的时候，他把问题踢回给我，反问我：'你自己的想法呢？'所以我问他，如果我是你的母亲，你会给我什么建议。"

病人经常会问我们同样的问题："如果你的母亲，你的姐妹或者你自己处于我现在这种状况，你会怎样选择？"这就跟丽莎向骨科大夫提出的问题一模一样。其实这种问题是想问："请告诉我你认为'最好的'治疗手段是什么？"医生在提供治疗建议的时候，可能会考虑到医疗事故、治疗费用、跟其他医生的关系、所在的医院，以及其他的各种因素，问这个问题的病人就是希望医生能够完全不考虑这些因素的影响。但是就算医生的母亲遇到了一模一样的情况，对她而言最好的选择可能也并不适合丽莎。

我们俩的母亲对于治病有完全不同的态度和看法。帕米拉的母亲对于任何医学治疗都心存深深的怀疑，是一位极简主义者；她不会把权威医生的告诫当回事，哪怕医生完全出于好意，非常明确地提供了他所认为的最佳治疗方案，她也可能完全不采纳。而杰尔姆的母亲呢，则追求极致的治疗，完全相信科学和技术，对于医生这个职业非常尊敬，她经常跟我们说："医生是这样吩咐的，所以我就照做了。"她从来不错过每一次吃药的时间，从来不对任何手术有半点怨言，她相信采纳医生的每一个建议就离康复又近了一步。所以，要回答丽莎的问题，需要一些前提条件。

第一个前提就是，这个医生的母亲要与提出这个问题的患者有一模一样的思维方式和偏好。而第二个前提是，所有医生都赞同某一种治疗方式的效果是最棒的。

但是在医学领域，治疗同一种疾病的方式一般有很多种。我们之前提到，医学基本上还是一门不确定的科学，处在灰色地带，没有什么非黑即白。在丽莎的例子里，一些医生可能会建议她不要把关节融合起来，等到病情恶化之后再做决定不迟；但是另外一些医生可能会像她现在的医生一样，建议她一定要进行这个手术。医学杂志经常会刊登文章，展现不同专家对于同一病症的不同判断，因为现实中肯定没有最好的治疗方式。许多临床医学会议会定期关注这种复杂又有争议的病症，会上各方专家会探讨和争论各种不同治疗方式的优劣。

我们也无从知晓究竟哪一种治疗方式最适合丽莎。事实上，从一开始，究竟是什么原因导致了丽莎的足部问题就存在不确定性。丽莎说："我很想清楚地知道，骨刺、腱鞘囊肿、关节炎，所有这些足部问题，究竟哪一个对我的健康影响最大。但是对于我的问题，医生给我的答案只能说是非常模糊。"当然，想要弄得一清二楚也是不大可能的。只有解决其中一部分，甚至全部问题之后，医生才能够给出一个准确的答案。在各种医学决定中都存在这种不确定性。如果我们没有办法准确预估治疗的效果，那么我们除了要关注医疗决定本身，还要关注这个决定是怎么做出来的。

丽莎告诉我们："其实我当时只想摘除腱鞘囊肿和骨刺。如果关节上没有骨刺了，腱鞘囊肿也摘除了，可能关节炎就不会那么严重了，也许关节疼痛就能够消停下来。"当时丽莎就是这样想的。"但是我也很想相信医生的思路是对的，他有办法解决我的问题。于是我跟自己说，好吧，反正你都是要去做手术的，要不就听医生的，全部做了吧，希望他的建议是有理有据的。所以我就听从了他的建议。我平时很能够说出自己的想法，但是这一次，我没有。"

丽莎继续说："我本来应该坚持保守治疗的。因为人体有很强大的自愈机制。"通过这句话，丽莎表现出了她骨子里的自然主义倾向。她还告诉我们："在治病上，我通常的原则是干预得越少越好。"这里，她也展现了自己的"极简主义"倾向。

一个人看病不如找个人陪

很多人建议，在看病的时候应该带上一个家人或朋友，或者能够为病人代言的人，他们能够充当病人的"耳目"，能够更好地领会医生说的话。在丽莎的例子里，其实这样一个伙伴还能够起到"代言人"的作用，能够帮丽莎说出自己难以启齿的心里话。丽莎知道自己想说什么，但是她自己就是说不出口。当然，这个伙伴必须很懂丽莎的心思，而且能够把这个内容表达出来。

同样，当病人遇到不确定的病情或者重大的医疗诊断时，听一下另外一个人的意见也是非常有帮助的。但是在丽莎咨询第二个医生的时候，那位医生受到"患者自决"的影响太深了，虽然这也算是现代医学文化中一个重要的主张。丽莎告诉我们，当时那个医生跟她说："你可以选择做这个手术，也可以选择不做这个手术。"他说这种话一点用都没有。这个医生一直在说："你必须自己拿主意。"但是密歇根大学的卡尔·施耐德通过研究证明，对于一些病人和一些病例来说，坚持"患者自决"有一些矫枉过正，医生明明应该担任病人的向导，但是他们逃避了这个责任，把选择的重担完全甩在了患者的肩膀上。而这就是丽莎获得的第二个意见：你想怎么样都可以。亚利桑那大学的康纳利提醒我们，**如果患者在做决定的时候完全依靠自己，那么他们很可能术后会更加后悔；**如果手术的结果非常糟糕，患者就会陷入深深的自责之中。当然，这里面需要把握一种微妙的平衡，因为如果出现糟糕的手术结果，当初听别人意见的人也会责怪自己为什么当初没有自己做决定。丽莎遇到的情况就属于后者。

丽莎告诉我们，她希望自己的故事能够帮助其他需要做艰难决定的人。她觉得自己背叛了自己的直觉，结果没有按照自己"常规"的决策流程做决定。

做了决定，可能失望但不后悔

卡尔·辛普森的情况又如何？对于手术结果，他也是非常失望。马赛尔·兹伦博格曾经比较过后悔与失望两者之间的区别。在做那些比较艰难的决定的时候，出现"失望"是不可避免的：有时候，事情的结果比我们预想中的情况要差一些。**后悔往往伴随着自责，但是失望却没有这方面的负面情绪。**对于决定做手术的过程，卡尔还是感到比较满意的："我还是感到髋部有一些疼痛。我做手术之前就问了很多问题。我的外科医生了解我的思维方式，对于我的问题，他都给出了答案。"卡尔笑着说。

东北大学的朱迪斯·霍尔曾经观察到，在患者拿不定主意的时候，如果医生想要成功地给出建议，那么他就必须了解患者的心思。霍尔说："**医生应该不断鼓励患者，鼓励他去探索自己的感觉和偏好。**"但是正如我们之前提到过的，不论是在医学院还是在作为住院医生实习期间，医生们都没有受到过鼓励病人说出自己偏好的正规训练。我们在刚才讲述的例子里面看到了，**医生有时候会把自己的偏好和偏见情不自禁地施加在病人身上。**

"我后不后悔做手术？"卡尔自问自答，"我不后悔。"

做决定的时候，卡尔其实是按照自己的思路来解决问题的。现在，虽然他的左膝总是隐隐作痛，影响到了他的行动，但是他说："我做手术之前就知道，能做的事情我都做了，而且我这样做是对的。"研究后悔情绪的人员会认为，卡尔做决定的过程是"常规的"。

医生和病人之间最好的医疗决策过程称作"共同医疗决策过程"[10]。医生和病人必须先一起全面分析每一种治疗方案的风险和益处，之后再根据病人的想法和偏好制订个性化的具体方案。对于病人来说，**如果能够跟一个对于自己的偏好知根知底的医生一起做决定，就相当于分担了做决定的压力，也就降低了之后会后悔的风险。**

YOUR MEDICAL MIND
医生与患者的谏言

- 在对医生的建议疗法有疑问时，要勇敢向医生说出自己的想法。
- 有时医疗决策过程完全没问题，但治疗结果也可能不理想。
- 医生应多鼓励病人去探索并说出自己的医疗偏好。
- 当自己不确定时不妨带个家人或朋友，他们能更客观些。

王烁
财新传媒主编，BetterRead 公号首席读书官

治病几乎没有什么简单的时候，它是一连串的权衡取舍，而在这条路上，医生和患者最担心、最害怕的，就是不确定性：在无法量化的诸风险中，做出不可能完美几乎总会后悔的选择。

05

听听病友的意见

YOUR
MEDICAL
MIND

马特	**姓名**	**姓名**	史蒂文
男	**性别**	**性别**	男
风险投资家	**职业**	**职业**	临床心理学家
66 岁	**年龄**	**年龄**	42 岁

症状及病史：

尿急、前列腺特异性抗原升高，确诊前列腺癌，癌细胞尚未扩散

症状及病史：

因前列腺大差点儿被误诊，活检确诊前列腺癌，癌细胞尚未扩散

处理方式：

采用机器人手术切除前列腺，清除癌细胞

处理方式：

人工手术切除前列腺，保留神经

就医中的困惑：

想仔细衡量开刀、机器人手术、放疗的后遗症给自己生活带来的影响

就医中的困惑：

对医生产生怀疑，想找病友详细了解治疗后对性功能的影响

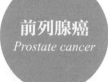

前列腺癌
Prostate cancer

风险投资家的医疗风险分析

前列腺癌是最常见的恶性肿瘤之一。2010 年，超过 20 万的美国男性被诊断出患有此种癌症[11]。通过活体组织检验法对这种癌症进行诊断还是比较容易的，但是诊断结果出来之后，想要选择可行的治疗方案就不是那么简单的事情了。

马特·康林是芝加哥的一位风险投资家。马特低头看了看自己的黑莓手机，查了查有没有新的邮件。有 4 封新邮件，3 封是朋友发过来的，祝贺自己生日快乐——本周马特就满 66 岁了；而第四封是秘书发过来的，秘书让他给自己的医生回个电话。

两周之前，马特去看了泌尿科大夫，因为他感到自己最近常常尿急。好几次，他不得不从商务会议中抽身出来，去洗手间方便。但等他到医院看病的时候，他的症状反而减轻了。医生给马特进行了检查，之后说："我不太清楚你为什么会这样尿频。你的前列腺跟年轻人一样好。"在此之前马特的内科大夫给他验了血，这位泌尿科大夫仔细检查了马特的血检结果。医生注意到，马特的前列腺特异抗原，也就是 PSA，有轻微的上升，从 2.8 上升到了 3.0[①]。医生说："我真的认为抗原的轻微上升并

---

① 一般认为前列腺特异抗原正常值为 < 4ng/ml。——译者注

不说明任何问题，但是想要百分之百确诊，你还是去做一个超声波检查吧。"医生继续说："我们没有必要现在就进行这项检查。可以先等几个月，到时候先检查一下前列腺特异抗原，之后再决定要不要做超声波检查。"

马特说："在我的世界里，信息就是力量。我们还是现在就做吧！"检查只花了不到 15 分钟，倒也并不太痛。泌尿科大夫跟马特说，从超声波上看，他的前列腺一切正常。医生说："我真的觉得你没有什么好担心的。"

马特想到这里，就把手机摆到一边。10 分钟之后他有另外一个会议。一家印度的电脑软件公司想要寻求融资以扩张运营规模。马特想，给泌尿科大夫回个电话，10 分钟的时间应该够了吧。

医生在电话中说："我非常惊讶，不过看样子你的前列腺里真的有癌细胞。我根本没有想到会是这样。"不过医生还是想要安抚马特，他说在 12 份活检样本中只有 3 份含有少量的癌细胞，而且全部都在他前列腺的左侧。根据格里森评分体系，医生给马特 6 分——这套评分体系是用来评价癌细胞扩散程度的。医生说："6 分其实还是比较中间的，并不是最坏的那种情况。"

马特跟我们说："这个泌尿科医生给我打电话之后，我整个人都慌了。知道自己患癌就已经够糟糕的了，可之前这个医生还特意给我吃了定心丸，说什么我的前列腺看起来很正常，超声波检查结果很正常，特异抗原上升一点儿没问题，所以我一下子特别震惊。我完全没有想到最后会是这个结果。我对这个医生完全失去了信心和信任。"

在 20 个专家、百万条搜索结果里找答案

由于我们两个都是医生，我们知道跟患者打交道就像是走钢丝，为了缓解他们的焦虑和担忧，就必须说一些安慰和保证的话，但是这些保证却都只是有可能而已，并非十足确定。我们跟一些病人聊过天，他们的医生曾经安慰他们，说他们的症状或者体检的结果显示他们没有什么大问题，但是最后，这些判断被证明是错的。一位 45 岁的老师在做过体检和超声波检查后，被两位专科医生告知脖子上的小肿块"基本上可以肯定"是良性的。但是，活检却显示这位老师患有甲状腺癌。一位 62 岁喜欢长跑的医生有一些消化不良，他便去看了内科。内科医生给他做了彻底的身体检查，告诉他一切正常，然后给他开了一些胃酸阻滞剂。结果一个月之后，他被紧急送进医院，进行直视心外科手术，疏通 4 条阻塞了的冠状动脉。原来"消化不良"是心脏疾病的症状。还有一个 26 岁的作家在进行例行体检的时候发现肝功能指标有轻微的上升。医生跟她说："没什么好担心的。喝一杯葡萄酒就会有这种效果。"虽然导致肝功能指标轻微上升的原因确实有很多，可对于这个作家来说，接下来的肝体活检显示她患了丙型肝炎并引起了大规模感染。

没有哪个医生能够在任何情况下都正确。每个医生都有犯错的时候，想要达到完美基本上是不可能的事情。但是病人能否面对这个现实？当我们这些医生出了错以后，一些病人就会因此离开我们。他们不再相信我们的判断了。在以后的交谈中，病人总会半信半疑，每一次我们提建议，他们都不敢完全肯定地接受。对于病人来说，如果他们对医生有信心，就能更好地面对病情的起伏，并且对于医生的信任能够帮助他们克服恐惧，减少无助的感觉。这些病人为了找回这种信心，最后还是决定去寻找一位新的医生。从另外一个方面讲，在我们犯错之后，一些病人并没有离开我们，反而利用我们的错来要求更加细致的照顾。这种反常的思

路让我们感到非常惊讶。我们两个人都曾经治疗过一个男性病人。我们向他承认自己的判断出现了失误并且道了歉，结果他说："现在我相信你们会对我的身体状况格外留心了，因为你们作为医生也很担心未来要是再出现失误该怎么办。"

明白医生也会犯错这个道理，是一件很简单的事情，但是如果是你自己的医生出了错，他安慰你的那些话到头来被证明是错的，估计你接受起来肯定不容易。这种情况会动摇你信心的根基，效果就像是一场地震：你所立足的地面，再也没有办法支撑你身体的重量了。医生是怎样对你的病情做出诊断的？你的医生是怎么想的，又是怎么说的？所有这些担忧都会影响到你如何采纳医生的建议，而且这种影响非常大。事实上，我们两个人也都曾经是病人，在我们的医生出错的时候，我们也会有同样的想法。如果一个人之前是一个怀疑者，那么这种经历就会加深他的这种思维。如果他之前是一个笃信者，那么他想要维持之前的想法将非常痛苦，因为他心里已经种下了怀疑的种子。

在此之前，马特从来不会怀疑医生提出的任何建议。他之前根本没有生过什么大病，保持着年轻人一样的体魄和活力，对此马特也总是非常自豪。在医疗决策方面，马特也从来没出过什么岔子。马特曾经进行过心电图和结肠镜检查，结果一切正常。他还会定期检查自己的血压和胆固醇，一旦医生发现他的胆固醇稍有升高，就会给他开他汀类药物。医生告诉他说肯定不会出现副作用，果然马特的身体对他汀类药物耐受性良好。之后，马特的胆固醇不出所料地降低了。但是现在，马特眼中的医学世界大不相同了。如今，他所见到的是充满了不确定性的严酷现实。

于是，马特让他的一个资深分析师代替自己，继续跟那家寻求融资的印度电脑公司开会。然后，他吩咐秘书不要让别人打电话进来，又悄悄地关上了自己办公室的门。之前，如果某项投资失败，马特便会像这样回到办公室，一个人静静地看着相关数据，试图找出亏损的原因和应对的办法。现在，他告诉自己，他需要找到相关数据，别人都靠不住，必须依靠自己的信息。于是他开始在谷歌上搜索前列腺癌。

他跟我们说："如果你用谷歌搜索'前列腺癌'这个词，你能够获得上百万条搜索结果。"在进行风险投资工作的时候，他也会采用搜索的办法，先了解清楚背景知识，然后再去理解细节内容。这一次，马特也采用了这种思路。他先去了一些主流的医疗网站，比方说美国国家癌症研究所（NCI）以及美国癌症协会（ACS）。所有这些地方的信息都是一致的——治疗前列腺癌，总共有三种方法：手术、放疗，以及不立即治疗只是密切观察，也称为观察等待。但是对于每一种治疗方法，网站上面的介绍都很笼统，也没有指出究竟哪一种方法更好。马特希望能够获得关于这些疗法的更具细节的知识，所以他开始阅读医学学术文章。马特告诉我们："我想要找到这些疗法之间的区别，这可能对我做决定非常重要。"但是连续坐在电脑面前几个小时搜索阅读，他最终还是受不了了："那些专有名词把我弄晕了，而且信息量也太大了。我不知道如何解读我所阅读的内容。我不知道自己的情况适用哪一种疗法。我想要找到更加明确的指引。所以我就走到巴诺书店买了好多关于前列腺癌的书，两只手抱回来。"

其中一本书的作者是另外一个城市的一位知名泌尿科医生，他声称自己的疗法在全美治愈率最高，而并发症概率最低。

于是马特给这位医生的办公室打了电话。前台小姐开始询问马特的个人信息，但是刚刚写下了马特的名字和出生年月，这位小姐就突然停了下来，中断了对话。她说："不好意思先生，我们只接待 65 岁以下的病人，但是您已经 66 岁了。"

马特感到很吃惊。那么严格的年龄限制有什么意义？他回答说："但是上周我还是 65 岁。所以如果我在上周生日之前打电话过来，你就能够帮我预约你们的医生，对吗？"

"是的，我们这里就是这样规定的。"

在过去几十年里，马特不仅积累了大量的财富，还在政商两界积累了广泛的人脉。马特挂了电话，回到电脑前面，开始搜索刚才那家医院的董事会名单。很快，他发现自己跟其中一个董事之前共同投资过。他给那人打了个电话，没过多久那个医生的办公室就回电话了。马特告诉我们："他们说只要我方便，随时都可以过去看病。很明显，一通电话之后，我就变成了他们最合适的病人了。"

于是，马特乘飞机去了那个城市拜访那位医生。医生告诉他，自己擅长的是传统的手术，也就是人们常说的"开刀"，而不是机器人协助的腹腔镜手术。他说："让我亲手开刀是最好的治疗办法，我能够把神经看得非常清楚，然后保全它们，这样你完全不用担心性功能受到影响。"过去，如果听到这番海口，马特一定会对医生的自信刮目相看。但是现在，他想到了自己之前的那位泌尿科大夫跟自己说什么问题都没有，安慰自己绝对不会患癌症，所以现在的他对什么东西都心存怀疑。他还是没有下定决心要去做这个手术。他想去看一下其他的治疗方法，比方说机器人手术或者放疗。

对马特来说，跟另外一位知名的放疗专家预约一个门诊不费吹灰之力。不过当他到了门诊以后，马特被晾在候诊室里等了快两个小时。候诊室里面到处都是本地名人的照片，每个人都在照片下的小字里表达了对医生的感谢。之后，一个医学生走过来，评估了马特的病史，给他做了一个直肠检查。然后，一个住院医生走过来把刚才的流程完全重复了一遍。"在这些年轻医生对我做过检查之后，他们的老板终于走进了检查室，跟我说他想再做一次直肠指检（简称 DRE）。但是我在过去一个月已经做了 4 次常规前列腺检查了，光是过去 20 分钟就做了两次，而且我手里就有常规超声波检查的影像。"这个时候，马特在门诊里已经花了接近三个小时了。"我跟他说我真的希望不要再进行另外一次直肠检查了，我来这里是想跟他讨论什么治疗方式最适合我。但是这个医生说，如果你不想做这个直肠指检，那就走吧。我当时真的想拔腿就走，不过考虑到已经花了那么多的时间了，我最后还是让他做了检查。结果依然是一切正常。"

"这个医生之后随手草草地浏览了一下我的病历材料，然后跟我说：'你知道，对于每一个像你这样年纪，而且还想保留性功能的人来说，放疗是最好的治疗手段。很多外科医生跟你说他们能够保留那些关键的神经，但哪怕是采用机器人手术，很多情况下都不是那么回事。'"

马特说："这次看病搞得我非常不高兴，这时候，我一点都不想在这家医院花更多时间了。但是这不意味着我就完全拒绝放疗了。"作为一个风险投资家，马特知道不应该在最激动的时候做决定。"我从医院往外走的时候，又看了看墙上那些康复病人的照片——很明显，刚才那个医生是这个领域最棒的家伙。我决定再好好想想。"

马特继续说："然后，我突然在搜索的过程中发现了质子束疗法。"

质子束疗法采用的是一种特殊的高能量粒子。提供这种疗法的医生会说，跟普通放疗相比，这种高能量质子束的照射更加集中和准确。从理论上讲，这种集中的放疗能够更好地保留周围健康的组织，只是把腺体中癌变的部分烧掉，从而产生的副作用更小。但是全美只有少数几家医院掌握了这项新的放疗技术。

马特说："听起来相当不错，我想要找的就是不同疗法之间这种微妙的不同。我给一个朋友打了电话，他有一个生意伙伴，之前就接受了这种质子束疗法。然后我又给这个人打电话，结果这个人不仅接受过这种疗法，而且他还在对这一行做创业投资。他对于质子束疗法可谓赞不绝口。"

马特在从事金融行业之前，作为工程师接受过全面的训练，他的这种知识背景在很大程度上影响了他的思维方式。他告诉我们，这是一种准确的、严格控制的质子束，能够在最大限度上降低放疗的风险。"我觉得这是行得通的。"之后他开始着手准备转院去一家加利福尼亚州南部的医疗中心，那里有一个专门的质子束疗法治疗小组。"我发现似乎什么地方我都有熟人，而且找熟人帮忙我也没有什么不好意思的。我有一个投资经理在那里有一个酒店式公寓，还有一辆车。如果我在那里治疗的话，完全不用经受芝加哥严酷的寒冷，加州的天气多好啊！我想得越多，就越感到高兴。"但是马特还是提醒自己，不要犯那些一般人经常在投资的时候会犯的错误——他不能只考虑眼下的益处，还要考虑长远的风险。

他说："我阅读的关于质子束疗法的文献越多，看到的副作用也就越多，比方说大便失禁以及阳痿，其实跟普通的放疗没有什么太大差别。我不想冒那种以后出现大损伤的风险，虽然我是比较喜欢不开刀的疗法的。"

马特跟我们讲，他至少跟 20 个前列腺领域的专家医生沟通过，一点都不夸张。他本来想要找出各种不同疗法之间的些许不同，他想找到最适合自己的那家医院、那个医生、那种技术、那种治疗方法。这样对自己最有利。

但是他研究得越多，就感到越累。"这个时候我发现，如果我去找外科医生，他肯定建议我开刀。如果我去找放疗专家，他肯定建议我放疗。每个专家都建议我采用他们最擅长的治疗方法，每个人都能够提供给我相关的数据。但是这些数据并没有帮到我。"

之前我们提到过伯努利公式，也就是某种结果发生的可能性和这种结果的效用两者的乘积，用这个期望效用值能不能帮助马特做一个理性的决定？我们不妨假设手术和放疗的治愈率大致相当。在这个前提之下，我们就只须考虑治疗的副作用了。我们需要知道每种治疗方式可能出现的每种副作用是什么，出现的概率有多高，并且以数字的方式量化出它对马特生活的影响。首先，我们先来计算一下手术的相关数据，之后再计算一下放疗的相关数据。对于马特来说，最理性的选择提供的期望效用是最高的，那么这种疗法带来的副作用便是最低的，而对马特的生活的负面影响也最小。

YOUR MEDICAL MIND 打破医疗思维的误区

美国伊利诺伊大学的艾伦·施瓦茨（Alan Schwartz）教授和艾奥瓦大学的乔治·博古斯（George Bergus）教授在他们合著的《怎么做医疗决定？》（*Medical Decision Making*）中，生动地描绘了进行这类计算所要面对的挑战，是多么让人望而却步。他们在书里举的例子，其实就是男人们在接受前列腺手术之前所要签署的知情同意书。这份文件上列出了 11 种可能发生的副作用，既包括房事不举、小便失禁等常见情况，也包括了术后腿部形成凝块、感染、需要重复手术等不那么常见的意外情况。但是这些副作用并不全面，它甚至没有包括发生麻醉意外。施瓦茨和博古斯将这 11 种可能出现的副作用进行组合，结果得到了超过 2 000 种结果。他们的下一步是设想每一种组合出现之后对于某一个人生活质量的影响，再对每一种影响给出一个分数。

很多专家意识到这样做工作量将会非常大，所以他们建议病人把注意力放在最常出现的副作用上面就可以了。但是，就算我们把这长长的一串可能出现的手术副作用缩减到只剩下小便失禁和阳痿，病人还是没有办法清晰地评估这两种副作用会给他们造成多大的影响，因为每一种副作用都蕴含着许多变量，比方说严重程度、持续时间等等。例如，小便失禁是偶尔滴落一些在裤子上，还是随时可能弄湿底裤？病人究竟是完全不能勃起，还是只是某些时候勃起困难？如果辅以伟哥，情况能否好转？如果情况能够得到改善，那么是否能够维系双方都满意的男欢女爱？或者两个人都感到焦虑和失望，男女关系因此会蒙上一层阴影？这些副作用到底会持续多久，是几个月，几年，还是一辈子？

比较不同治疗手段效果的 3 个方法

我们不妨先把这些复杂的问题放在一边，先看一下研究人员想出了哪些办法，来给"效用"或者可能出现的副作用进行评分，从而比较各种治疗手法的效用或者它对病人生活造成的影响。

第一种方法叫作"等级量表"。医生会给马特划一根直线，其中 0 的那一头代表死亡，100 的那一头代表完全健康。之后医生会问马特，如果他阳痿的话，那个点会在这根直线的什么位置，之后医生就会给出相应的数据。类似地，马特也会就"小便失禁"在直线上指出一个点，然后医生又会相应地给出一个效用数据。

第二种方法叫作"寿命交换"。如果采用这种方法，病人需要设想，自己愿意拿出多少年的寿命来交换完全的健康。对于马特来说，医生会问他，如果能够避免阳痿或者小便失禁，他愿意减少多少年的寿命。通过计算相关年数，就能够获得一个效用数据。

第三种方法叫作"标准博弈"。这种方法主要是用来测算为了避免副作用的产生，病人究竟愿意冒多大的风险。比方说，医生会让马特假设一家制药公司最新开发出了一种"魔力药片"。这种神奇的药片能够彻底治愈某种副作用（在前列腺手术中就是阳痿或者小便失禁），但是对于某些人来说，这种药物有可能是致命的。

对于马特来说，怎样的概率他才会考虑服用这种药片？如果它能够帮助 99% 的病人治愈术后阳痿，但是 1% 的病人吃完药后会命送黄泉，马特会服用这种药么？如果概率是 80% 和 20% 或者 90% 和 10% 呢？一旦病人确定了在怎样的概率上自己会愿意接受这场赌博，医生就能够利用这个概率来计算伯努利公式中的效用数据。[①]

但是，许多最新的研究显示，在副作用问题上，给出一个效用数据或者用数据判断其对患者生活的影响，结果是不可靠的。

首先，现有的判断效用的方法之间是不通用的。许多研究显示，如果同一个病人对于同一种副作用，采用刚才提到的三种不同方法，他会得到三个不同的数据。但是如果每种方法都能够准确地测算某种副作用对这个病人产生的影响的话，那么各种方法得到的数据应该是一致的才对。此外，就算是从 0 到 100 的简单量表都可能会有出入——什么叫作"完全健康"？这是对于谁而言？到底是 60 岁的人的完全健康，还是 20 岁的人的完全健康？完全健康，是不是说连头痛和消化不良都不能有？

其次，医生让病人评估自己未来的生活，但是未来是未知的。医生给你一些书面介绍，或者医生直接向你描述那些生活场景，这跟真实地在那种环境下生活相比，病人的感受将完全不同。

---

① 有关计算寿命交换和标准博弈法的更多细节，请获取本书参考文献。

YOUR MEDICAL MIND
打破医疗思维的误区

彼得·于贝尔（Peter Ubel）博士是杜克大学的教授，他曾经对病人的效用评估进行过广泛的研究。他发现："这些方法最核心的问题是，他们需要受访者（也就是病人）去设想自己根本没有经历过的身体状态。"就算我们作为医生，曾经护理过许多在术后产生副作用的病人，我们也没有办法设想出现副作用之后，我们的生活将会如何。

因此，为了更准确地评估治疗手段的效用，研究人员开始对那些正在忍受相关副作用痛苦的患者进行调查。理论上说，这些副作用的受害者所提供的效用数据，能够为正在考虑接受哪种治疗的人提供参考意见。但是在副作用的阴影下，生活也并不是静止的，并不是一成不变的。一个人给出怎样的答案，跟他回答问题时的情绪有很大关系。如果一个病人非常焦虑，或者正在忍受极大的痛苦，这个时候你问他效用数据，这个数字肯定跟他平静又舒服的时候给出的数据相差很大。术后生活肯定跟之前不同，而患者总是有办法适应新的生活。每个人都有自己的适应轨迹，在一段时间里，情绪总会在满意和不满意之间起伏，很有可能一个人给出的分数先是比较好，之后又变差了，最后又觉得生活好了起来。在一段从几周到几个月不等的时间里，研究显示，病人们对于手术价值的评分差异高达 50%，而参加调查的病人具有个性的代表性，从冠心病到乳腺癌患者都有。

这些研究认为，**想要通过量化数据的办法来决定医疗选择是不周全的**，它们想把一个复杂又让人烦恼的想法简化，但是这个过程本身就充满了冲突，因为它总被人们的情绪所左右。我们同意这些研究人员的看法。

在我们生活的时代中，那种从数据中寻求答案的文化日益盛行。在不确定的现实面前，数据能够平添几分准确性。马特在工作的时候依靠数据做决定，现在，他决心找出跟自己的情况最相关的数据。但是这次，尽管他花费了很长时间进行研究，跟无数人士咨询沟通，但是最后还是徒劳无功。他能够找到数千名接受过前列腺手术的病人的平均数据，以及有关手术对他们生活质量的影响，但是所有这些数据都存在上述的种种问题。他还是没有办法回答最初的问题：就我个人而言，哪一种疗法最适合我？

马特开始回想自己的家人。他的母亲是在睡梦中去世的，享年93岁。父亲是在97岁的时候因为意外去世的，当时他在房顶修瓦片，一不小心滑了下来。而家人告诉他，他的祖父享年105岁。马特说："我认为，如果我像其他家庭成员一样，也会活到九十几岁的话，那么我就必须对这些肿瘤加以治疗。等待观察并不适合我。我肯定不会因为急性心肌梗死或者中风等其他问题去世，但是这肿瘤却有可能不断生长扩散，要了我的命。"马特把自己的生命放在他父母和祖父的时间框架中来看，从某种意义上讲，是一种易得性偏差。对于马特来说，父母亲人惊人的长寿一直是马特自己的标准。"而且，我必须非常慎重地考虑副作用的因素，因为我要是长寿的话，副作用随时可能出现，而我后半辈子都要忍受这种副作用。"

对于马特来说，放疗，甚至是质子束疗法都存在这方面的问题。没有任何一个医生能够向他保证，之后他不会出现晚期副作用，但是这就是马特最需要确定的东西。马特告诉我们："所以，我觉得最适合我的还是手术，因为通过手术你能够摘除所有的癌细胞，要是发生并发症的话，那么手术之后马上就会表现出来。而我最能接受的是机器人手术，毕竟我有工程师的背景。"其实马特自己也知道，研究显示，机器人手术和一个有经验的外科医生的开腹手术之间并没有什么显著的区别。他说："但是，我觉得机器人手术能够消除许多潜在的人类错误。我觉得，医生可能那一天感觉特别糟糕，可能会在我身上出个错。但是机器人就不太可能出现这种问题。"马特表现出来的是我们医生常说的"科技倾向"，他认为新的科学技术肯定比旧的技术要好，这反映了他曾经接受过工程师训练的经历，以及作为风险投资家总是把目光关注在新事物上的个性。反过来讲，那些有"自然主义倾向"的人则总会对新的技术持怀疑态度，认为新技术只不过是过誉了，并没有办法实现承诺的那些改进。

根据自己心中的科技倾向，马特开始对那些采用机器人手术切除前列腺的泌尿科大夫进行"尽职调查"。他仔细研究了每一个医生的背景，就像是投资者在对一个新的公司投资之前，要对公司首席执行官祖上三代进行调查一样。马特找到一个看上去在芝加哥地区最有经验、名声最好的医生，双方通了电话，约好了门诊时间。"当我走进候诊室的时候，我看到一个病人正在开心地跟护士闲聊。他跟我说，他是专程回来感谢医生的，因为手术非常成功。"这给马特留下了非常深刻的印象。他开始在心里幻想，什么时候他也会回来感谢医生治好了自己。在门诊的最后，医生建议马特跟一些之前的病人聊一下，那些人也进行过类似的手术。马特联系了他们中的两位。这两个人对于手术结果显得非常满意，说术后一年感觉"不错"。但是马特跟我们说，他没有像在投资公司的时候那样咄咄逼人。他不太情愿侵犯人家的隐私，问他们性生活如何或者是否小便失禁这样让人难堪的问题。

手术之后 6 个月，我们又跟马特谈了一次。他说："我现在还是会滴尿出来。特别是在做运动的时候。有时候，我只是咳嗽、打喷嚏或者转身去拿背后的东西，唉，又漏了几滴尿出来。这非常让人恼火。而且，我现在再也不能穿卡其布裤子了。下周我要到瑞士去出差，我非常想在飞机上穿卡其布裤子。但是裤子上容易留下清晰的尿渍。所以至少目前我是没有办法再穿卡其布裤子了。"

对于我们的问题，马特是非常坦诚的。他说："在性功能方面，我的勃起还是不够硬。"他试过伟哥，但是并不总是有效。"虽然时间越久，勃起的问题总归有一点好转，但是硬度还是不够，跟之前根本没有办法相比。但是你知道的，"马特反思说，"我是认真的。如果医生或者他的某个病人过来咨询，问我现在感觉怎么样，我肯定会说我现在是原来的110%，比之前还要好。所以我在想，我在手术之前咨询的那两个人，以及在候诊室见到的那个人，他们是不是真的像他们说的那么'不错'。"

YOUR MEDICAL MIND
打破医疗思维的误区

真实情况和马特对外声称的情况存在偏差，这跟一些研究结果暗合。这些研究的对象是那些接受了前列腺手术的病人，研究人员比较了他们跟医生说的术后副作用情况，以及在自己家里跟一个相对中立的调查人员所报告的情况。结果差异很大。是什么导致了这种偏差？病人在报告副作用的影响的时候，多少都希望取悦医生，就摘除癌变组织向他们表示感谢。另外一些时候，人们希望能够通过划清界限的方法来把自己的痛苦尽可能减小，这也是一种常见的不幸应对机制。一个病人曾经对我们说："我跟所有人说我现在感觉良好，虽然实际情况要差很多。但是这么说，我会感到心里好受一些。"

就算医生能够获得准确的对于副作用的报告，研究发现，关于前列腺术后副作用对生活质量影响的评估，医生跟真正接受手术的人的看法迥异。而在放疗领域，其实医生和病人之间也存在不同的看法。可能医生觉得只是一个小问题，但是对于病人来说，这可能是挫折和不幸的重要源泉。研究同样显示，医生在给病人提供建议，选择具体的治疗方法的时候，他们会把自己的偏见投射到各种可能对生活产生影响的副作用上。外科医生会强调放疗的副作用，而放疗专家会强调手术可能导致的严重副作用。之前，在医生建议帕特里克服用放射性碘丸而千万不要去做手术的时候，就曾经见识过这种所谓"投射偏差"（projection bias）的现象。医生在提建议的时候，总是想淡化自己推荐的方法的副作用，同时强调其他治疗方法的副作用。

我们想知道，经过了那么多研究和周密的思考，现在马特是不是对于当时决定进行机器人手术有所后悔。

他说："怎么说呢，我现在的前列腺特异抗原指标是 0，据我所知，不可能有比这个更棒的检测值了。"事实上，研究显示，如果马特的抗原指标能够一直保持 0 的话，那么癌症就不可能复发。"对于这个问题，其实我能做的也就是这些了——开弓没有回头箭。事实上，在手术结束几周之后，我就把搜集的前列腺癌的资料全都给扔了。我现在要做的就是朝前看。"

渴望相信和有必要怀疑

当马特做好手术，在芝加哥静养的时候，约 3 000 千米之外洛杉矶的史蒂文·鲍姆收到了一条信息，他需要给自己的泌尿科大夫回个电话。史蒂文是一名 62 岁的临床心理学家，几年之前，医生就告诉他，他的前列腺非常庞大，而他的泌尿科大夫一再安慰他说，虽然他的前列腺特异抗原显得很高，但如果考虑到他的前列腺那么大的话，其实这个指标并不算高。两周之前他见了这个泌尿科大夫一面，因为常规血检显示，他的抗原指标又升高了整整一个点。"大夫对我进行了检查，跟我说一切正常。"跟以前一样,这位泌尿科大夫认为,史蒂文的前列腺很大,这就解释了为什么抗原水平会升高那么多。虽然大夫一再强调没有什么好担心的,但是他还是建议史蒂文做一个活检:"求一个确定的答案。但我真的不觉得你会有任何问题。所以没有什么好担心的。"

此刻,史蒂文给泌尿科大夫回了电话。泌尿科大夫说:"怎么说呢,我们发现有一些提升——一般病理学家把你现在的格里森评分定为6,但是我们看到有非常少量的7,而我担心的就是这些7。"

史蒂文完全不知道这些数字的内涵。泌尿科大夫解释说:"活检绝大多数都是正常的,对于这些部分我们完全不用担心。但是还是请你来一趟,我们好好谈一下。"史蒂文跟我们说:"我当时很认真地听他说话,想要搞清楚他到底是什么意思。我到底有没有癌症,6和7到底代表什么意思。"

史蒂文告诉我们,那天他试图不去回想跟大夫的那通电话,但是那天晚上7点钟,当他送走最后一位病人之后,一下子又有什么东西涌上了心头,根本无法抗拒。他试图让自己保持镇定。"但是当时我还是上网搜了一下,然后就变得非常焦虑。听大夫的意思,我似乎患上癌症了。这可不是说笑的。"

第二天,史蒂文的妻子陪他一起跟医生见了面。这位泌尿科大夫非常自信地说:"你身上有少许恶性肿瘤,但是我们能够通过手术把它完全摘除掉。我不推荐你进行放疗,因为你的前列腺太大了。"

史蒂文告诉我们:"还没有等大夫提起手术的副作用,我就已经开始担心这个了。但是泌尿科大夫告诉我和妻子说:'你不会有任何副作用的。一切都会好起来的。'这个医生继续说:'这个手术我已经做了30年了,我的手术技巧日臻完美。在洛杉矶地区我的手术治疗效果是最好的。我的助理会联系你，看一下哪天进行手术比较合适。'"

结束之后，医生起身把史蒂文夫妇送到门口。但是刚走了几步路，史蒂文突然停下来，问医生："我应该怎么排解我现在的焦虑？"

医生非常同情地点点头说："要不然我两周之后就帮你安排手术吧。做好手术一切都会好起来的。"

史蒂文跟我们说，当他离开医院的时候，心里有一种莫名的轻松。"我跟自己说，哎呀，上帝啊，一切都会好起来的。一开始我还以为明天就要死了，但是听到手术没有什么严重的副作用后，我真是感到非常轻松，因为医生之前已经做过很多次成功的手术了，手术之后，我就会像正常人一样健康了。"史蒂文的妻子也是一个心理学家，她也感到类似的轻松。"她说：'如果我也有前列腺的话，我一定会去做这个手术的。'"

史蒂文是一个精力充沛的人，他有一头卷曲的头发，肤色红润，随时都会迸发爽朗的笑声，他很愿意谈起跟医生之间的互动，以及选择治疗方式的过程中自己获得的经验。"作为一个心理学家，我曾被训练去回想自己经历过的一些事情时，应清楚地明白发生了什么。所以可以肯定，如果我都感到疑惑、不知所措，或者没有按照既定的方式去想问题做事情，那么我的经历对于别人来说肯定有帮助。"

在诊断结果出来之后，史蒂文跟我们说他一开始有一种"诡异的"不现实的想法。"我在想，也许我其实并没有患上癌症。也许实验室把我的活检样本跟其他人的搞混了。我就是没办法相信我居然会经历这些。"当人们收到出乎意料的严重诊断之后，经常会感到虚幻，不愿接受现实。史蒂文出现那种"诡异的"想法也跟现实有一些关系。当他上网搜索的时候，他发现总是有人建议患者应该再去找另外一位执业病理学家分析一下自己的活检样本，听一下不同的意见。事实上，许多病理学家对于格里森指数会有不同的看法，尽管标准是统一的，但是人们还是会有不同的解读。

史蒂文解释说："当你感到不安的时候，你希望能够有一个比你强大的人——这个充满力量的人有办法让一切不好的事物都走开。在我们心理学上医生是父母的形象。从根本上来看，医生所说的就是：'我会照顾你的。'"

由于受过心理学训练，史蒂文知道，渴望相信和有必要怀疑两者之间是存在冲突的。"这个时候你最需要的是一个救世主，一个能够把你紧紧抱住的人。这就像是你小时候，总想要父母对你说，一切都会好起来的。我的泌尿科大夫说的就是这个意思。所以我心里有一个声音在说：'我想让他来照顾我。什么事情都会好起来的。'"不过史蒂文自己也知道这样想不一定对。"我心里另外一个声音说：'你是一个笨蛋么？'这个泌尿科大夫已经三振出局了。他跟我说了三次一切都没有问题，一开始是说前列腺虽然比较大，但是没有增生；第二次是说虽然特异抗原比较高，但是前列腺那么大所以不说明问题；第三次是说活检没有必要，就算做活检结果也会是阴性的。"就像马特一样，史蒂文被大夫接二连三最终被证明是错误的保证搞得不冷静了。

马特认为自己是一个"讲究数字的人"，但史蒂文则觉得，自己在这方面与马特不同，他没有一头钻进数据的海洋里。相反，因为他是一个外向且爱社交的人，在洛杉矶地区有一张自称"惊人的社交网络"。"我决定推迟手术时间，开始跟每一个我认识的人谈论前列腺癌。"对于告诉朋友和同事自己被诊断患有前列腺癌，他没有感到丝毫迟疑，他想要跟那些患有同样疾病的人联系起来，从他们的私人经历中获得经验。史蒂文发现，之前教授过自己的一位年长的心理学家也被诊断出患有前列腺癌，此人开始写博客记录自己生活的点点滴滴。这位长者采用的是放疗，几年之后癌症又复发了。现在他开始接受激素疗法来避免癌细胞扩散。这位之前的导师跟史蒂文说："史蒂文，你是能够跟癌症共存的。这并不是死刑执行令。"史蒂文还有另外一位导师也被诊断出患有前列腺癌，不过他采用等待观察的方法，现在身体状况也还不错。这第二位导师建议史蒂文跟自己的泌尿科医生聊一下，听一下不同意见。而这位医生的医院也就在史蒂文的住所附近。

史蒂文跟我们说："我父亲是在那位大夫所在的医院去世的。所以我的潜意识像是在告诉我：'你去那家医院就是找死。'但是我也知道这其实没有什么太大的关系，就算我父亲是在那家医院去世的，并不意味着那家医院的医护水平有任何问题。"

通过自己的"网络"，史蒂文找到了一位在腹腔镜机器人手术方面比较专业的泌尿科医生——马特最后选择的就是这种手术。这位泌尿科大夫将不同手术的各种利弊完完全全地展现在了史蒂文面前。医生说，最近有一项研究比较了传统的开刀手术和腹腔镜前列腺切除术，最后发现两者都有可能产生阳痿和大小便失禁的副作用，而且副作用的影响基本上一致。医生认为，采用机器人手术恢复起来要快得多，这算是后者的优势吧。史蒂文回忆说："这位医生只是把实际情况告诉了我，而不是拍胸脯担保。可以说他就是之前那位泌尿科大夫的反面。"

"事实上，这位医生非常坦率——他说，手术有 50% 的可能会导致勃起功能障碍。这个时候我想，勃起功能障碍到底是什么意思？是不是意味着病人就再也不能勃起了？或者意味着病人的勃起硬度不够，但是还是能够做爱？"

史蒂文说，在心理学上，你千万不要假设你准确地理解了某条信息："根据我的观点，很多时候别人跟你说的是一回事，但是你却听成了另一回事。当医生说 50% 的男性病人会有勃起功能障碍，我的假设是这

50% 的病人就再也不能做爱了。但是我非常喜欢性生活，我的妻子也非常喜爱。这在我的生活中是很重要的一部分。"

史蒂文找到了一个医生和病人沟通中非常重要的缺口。医生使用的语言和术语对病人来说完全不是那么回事儿，或者病人根本就没有一个清晰的概念。这个论断在对于各种疾病的研究中都得到了证实。就前列腺癌而言，美国明尼苏达大学的蒂莫尼·维尔特（Timothy Wilt）博士带领的一组专家研究了超过 700 份论文，想要找出哪种前列腺癌疗法的效果最好，副作用最小。但是他们根本无法定论，不知道在手术、放疗或者观察等待中，哪一项才是前列腺癌患者最理想的治疗方法。维尔特和他的同事们遇到的一大主要难题，就是他们分不清楚不同的研究团队在提到勃起功能障碍的时候"究竟"指的是什么——同样的道理，他们也不清楚大小便失禁的具体含义。就连那些做研究，或者做临床治疗的医生们都没有办法为这些副作用下一个统一的定义。

史蒂文回忆了他对这前后两位医生的反应。第一位医生强化了史蒂文心中想要相信医生的那个部分，而第二个大夫则放大了自己心中想要怀疑的部分。

史蒂文知道，当他在造访第一位医生的时候，他正处在"高温"的思维模式中。他当时又恐惧又焦虑，他和他的太太都想立刻接受手术。但是等到他造访第二位医生的时候，他已经看过了许多相关资料，跟许多人沟通过，他已经"冷却"下来，能够更好地接收各种信息。史蒂文回忆说："作为一个心理学家，我的目标就是帮助人们接受生命的无常。你应该接受现实，应该把窗帘拉开，亲眼看到背后没有什么魔法师，这个时候你就会明白自己必须给自己拿主意。但是我心里还是放不下第一位医生，因为他的治疗方式完全是家长式的，这样我自己就完全不用操心。而且我也不喜欢第二位医生跟我说的，什么我有 50% 的可能会有勃起功能障碍和大小便失禁。所以我想再找找还有没有别的办法。"

之后，史蒂文开始研究放疗的效果，尽管他知道自己的前列腺比较大，放疗的效果不会太好。放疗医生解释说，史蒂文可以先接受激素治疗，将前列腺变小，之后就有可能可以采取放疗法了。对于史蒂文来说，放疗的不确定性似乎更高。

再然后，史蒂文又一次咨询了另一位前列腺癌方面的泌尿科专家。这位专家强烈建议采用"观察等待"法。这位肿瘤专家告诉史蒂文："就算你什么都不做，都有最少50%的可能性不会死于前列腺癌。如果从现在开始的20年里，你因为什么别的原因离开人世，而不再为癌症所困扰，那么你就赢了，肿瘤就输了，哪怕你什么都没有做。可以说这是一个真正值得考虑的选项。"史蒂文对于这个计划还是很感兴趣的。也许他可以不采取任何治疗措施。

当我们跟史蒂文谈话的时候，他说："我感到我当时就在一个十字路口，而面前有四五条不同的道路。"他的全科医生告诉他："最难的是，你面前有很多选择，但是没有哪个选择明显地优于其他。"巴里·施瓦茨（Barry Schwarts）[①] 和雪娜·易嘉（Sheena Iyengar）是史蒂文非常熟悉的心理学家，他们两个人对于选择时遇到的矛盾有非常广泛的论述。与常规思维不同，跟没那么多选择的人相比，选择太多带给人的压力更大，甚至会影响人们做出正确决定的能力，严重时人们甚至根本没有办法做任何决定。选择没那么多时，人的认知负担就没有那么重，不用仔细检查那么多不同的选项。但是错误的选择不仅会让病人感到失望，还会感到深深的后悔。

---

① 巴里·施瓦茨作为将来自心理学的洞察力应用在经济学和决策学中的跨界大师，著有《选择的悖论》一书，该书中文简体字版已由湛庐文化策划、浙江人民出版社出版。——编者注

社交网络在求医过程中的作用

在史蒂文自己的工作中，他曾经听过无数的病人强调自己生命中发生过这样那样的事件，自己又是如何如何地悔恨——比方说完全可以避免的离异，跟家庭成员或者密友之间本可以弥补的裂痕，或者不明智的某项投资。当下，史蒂文想要竭尽全力避免日后后悔。他告诉我们说："我一辈子做什么事情都有一套固定流程，不论是买车、买房、结婚还是生孩子；我现在同样遵循这套流程。我先去找到所有的信息，之后一个人坐下来思考。现在我需要确信，我已经深入到了自己的内心还有医生的内心——我要明白我自己的感觉和医生的感觉。在某个时候，我问自己：'我最坏能够接受怎样的结果？我不能接受怎样的结果，而哪些结果又是我能够承受的？'之后我就明白了，我已经按照自己的流程梳理了一遍思绪，已经想清楚了。"

"一开始的时候我不太确定，所以一下子在脑海里同时考虑了所有不同的情况。之后，我突然间开始发现什么东西是对的，什么东西是不适合我的。这是一个审慎的思考过程，每个人思考的过程都不尽相同，因为他们是不同的人，有着不同的经历和过去。有些人很清楚自己想要马上进行手术，也许这是挺适合他们的办法，而我可能最后也会进行手术，不过现在我还没有下定决心。我头脑里又有一个声音在说：'你看，如果你够聪明，或者足够优秀，或者足够像个真正的男人一样有勇气，你现在就会做出自己的决定。'我必须回应头脑里的这个声音。但是我同样坚信，我现在要做的这种决定急不得，因为之前我曾经因为冲动犯下过错误。当时犹豫、困惑的我不仅把各种信息思来想去，还在反复考虑我到底应该怎样做才算是正确的。"

几个月之后，史蒂文还是拿不定主意，但是他忽然在一家韦斯特伍德（Westwood）的咖啡店里偶遇一个旧友。旋即，话题就转移到应该如何选择治疗方式和选择医生的困惑上来。史蒂文的老朋友建议他跟一位名叫安迪·古德曼的律师谈一下。古德曼的家在洛杉矶西区，他刚刚针对前列腺癌接受过治疗。巧的是，史蒂文和古德曼之前就有交集，因为几年之前他们的孩子曾经上过同一所学校。史蒂文告诉我们："这应该是命中注定吧，用意第绪语来说，就是 bashert 的意思。""我后来去找了古德曼，他跟我聊了给他开刀的那个泌尿科医生。但是我们也谈论到了手术对性生活的影响，我们非常坦诚，就好像又回到了大学时代，但是现在，我们没有像大学生那样装模作样，就是照实说，没有夸大自己的表现。"古德曼详细地回忆了罹患前列腺癌之前跟太太的性生活，以及他们两个人现在进行的种种努力，想要恢复之前那种让双方都满意的关系。

史蒂文终于明白，他找到了一个跟自己如此相像的一个人，不论是从背景上、文化上还是思维方式上。史蒂文评论道："这真是一件有意思的事情，你本来是在跟命运的无常打交道，别人告诉你相关的数据，但是实际上你根本没有办法明白这些数据到底代表什么意思。有一些人会继续寻找更多的数据，就大小便失禁、勃起功能障碍或者其他什么问题提出更多的疑问。但是像我这样的人则比较依靠别人讲的故事。我会想知道别人的亲身经历是怎样的，不仅是治疗的经历，还包括术后的生活经历。似乎古德曼就是我能够找到的最好的信息源泉。我在他身上看到了我自己的影子，更妙的是，我似乎能够在未来到来之前亲眼看到自己那时候的样子。"

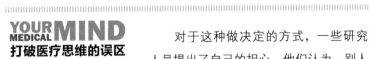 对于这种做决定的方式，一些研究人员提出了自己的担心。他们认为，别人

的轶闻其实只能算是"无数个分子中的一个",这只是个别的经历,可能会对听到故事的人产生强烈的影响,扰乱他们的正常思考,从而产生易得性偏差。哈佛大学的丹尼尔·吉尔伯特(Daniel Gilbert)曾经进行过一项开创性的研究,他证明了想要预测你未来的经历是非常困难的,去听其他人的亲身经历有时候是最好的帮你做决定的方法。

吉尔伯特在《科学》杂志上发表了一篇非常值得一提的文章,文章题目就是"病友赠言的惊人能量"。在这篇文章中,吉尔伯特证实,通过感受他人的经历,我们能够更加准确地预测自己在未来的体验[12]。当然,个中关键是找到跟自己相似的人。在吉尔伯特的研究里,人与人之间起决定作用的相似因素包括社会和人口结构因素,特别是一个人的年龄,以及共同的社会地位,比方说两个人都是在哈佛大学念的本科。

我们还想补充一下,就是我们每个人都会从所听到的别人的故事里受益,尤其是当这些人在性别、年龄、经济条件和教育背景上跟我们相似,同时在思维方式、生活目标、文化背景以及脾气上与自己有很多共同之处的时候。史蒂文想要寻找的就是这种"惺惺相惜的气质":一个跟自己如此类似的人,看着他就像看着镜中的自己。

||||||||||||||||||||||||||||||||||||||||||||||||||||||||||||||||||||||||||||||||||||||||||||||||||||||||||||||||

几周之后,我们又跟史蒂文谈了一次话。他说:"我还是没有办法跟自己身体里的癌细胞和平共处。如果我本来有机会控制病情,但是什么都没有做,最后肿瘤失去控制的话,我会非常后悔的。我想要陪着自己的孩子长大成人。我想要消灭体内的癌细胞。所以我排除了观察等待这个选项。因为观察等待最后会变成越观察越焦虑。同时放疗的疗效也没有确定性。我觉得还是手术比较适合我。"给古德曼做手术的医生就在洛杉矶的一家医疗中心工作,他擅长的是传统的开刀手术。"我就想请那位医生替我看病。"史蒂文补充道。

这位泌尿科医生对史蒂文进行了人们常说的"保留神经手术",大夫保证他已经竭尽所能地避免了对神经的伤害,最大限度地不降低史蒂文的性能力。史蒂文说:"手术的结果相当棒,大夫说癌细胞并没有扩散到前列腺之外,同时他相信手术把癌细胞切得很干净。医生告诉我:'你的前列腺现在待在它应该待的地方,在病理实验室里面。'"史蒂文告诉我们:"从某种程度上我感到自己重生了,因为我将要开始学着过一种新生活,从我过去的经历中学习经验教训,尽自己最大的努力适应这种新生活。"

史蒂文知道,人有一种奇妙的适应能力。有些事物我们一开始以为会给我们带来各种限制,但是事后才发现它们对于生活的影响没有想象中那么坏,因为我们能够从别的地方获取满足感[13]。史蒂文是一个心理学家,他说他对病人进行心理辅导的目标就是帮助他们适应新的生活。我们很多人在适应挫折和逆境时往往会展现出让自己吃惊的能力。有些人因为意外瘫痪了,或者患上了退化性神经官能失调症,但是在失去行动能力两年后,他们会认为自己跟受伤之前一样快乐。有些病人进行了肠道造口手术,很多人认为这肯定会给他带来毁灭性的打击,并会让他绝望,但是这些病人最后还是找回了快乐和满足的感觉,就跟他们的肠道被手术切除之前一样[14]。

理查德·科恩(Richard Cohen)在很年轻的时候就患上了多重硬化症和结肠癌,他在自己的自传《措手不及》(Blind-sided)中描述了自己是怎样一点一点适应的;之后,他还介绍了其他的人,这些人分别患有肌肉萎缩、化脓性肠炎或者恶性淋巴瘤。但是不论是科恩自己的故事,还是他笔下的其他病人,大家都展现出了惊人的适应能力。

聚焦错觉

研究调查显示，我们每个人在一开始的时候都会高估疾病会给我们带来的影响，以及不可避免的种种恼人的副作用，因为我们往往只盯着生命中的种种负面消息，而忽略了无数的正能量。诺贝尔奖获得者丹尼尔·卡尼曼曾经在认知心理学和决策领域进行过开创性的研究，他强调这种"聚焦错觉"（focusing illusion）会扭曲我们的认知：明明很辛苦地想要畅想未来，但是这种错觉会让我们的努力付诸东流。我们也经常低估我们的抗挫折能力，忘记我们能够适应逆境，能够复原，之后再不断地适应。一段时间之后，我们便可以从生命中找到那些仍旧能够给我们带来喜悦的事物，将它们不断扩展，从之前被忽视的地方重新找到满足感[15]。

达纳·詹宁斯（Dana Jennings）是《纽约时报》的一位编辑，罹患前列腺癌后他进行了一系列强化治疗，他在报纸上有力地写道："虽然过去几年中发生了种种事情，但我自认为是一个幸运的人。我热爱自己的工作，幸运地拥有两个如此优秀的儿子以及充满同情心的妻子，我已经离不开她了，我们依偎着熬过这漫漫冬夜。除此之外，其他的一切应该都会按照自己的节奏慢慢复原吧！"[16]

后来，我们在马特手术 6 个月之后又一次访问他，我们发现他已经适应了手术的后遗症。他重新开始关注起父母的长寿，心中盘算着，现在既然已经把癌细胞切除干净，自己应该又能够健康长寿了吧。他决定减少一些工作量，这样就有时间陪妻子去一趟巴黎休闲旅游，还有时间吃遍法国的美食。而且他女儿的婚礼临近，马特也已经开始期盼自己孙儿的降生。

其实，不论是马特还是史蒂文，他们的故事都还没有结束。对于一些男人来说，小便失禁或者勃起功能障碍这样的后遗症会随着时间而减轻。但是就算这些后遗症还是非常顽固的，马特和史蒂文应该还是能够好好地适应吧！

YOUR MEDICAL MIND
医生与患者的谏言

- 做选择之前若需要查阅信息，一定要去权威医疗网站。
- 选择治疗手段，不要只考虑眼前还要考虑长远效用。
- 找个与自己相似的人，可能会让你准确了解治疗后的副作用。

高远
患者家属

病"是一种活着的状态，"人"有多重活动身份，"治"是病人如何以恰当的身份寻求舒适生活状态的过程。从文中我获得了答案，读到了面对疾病时医患双方的思考，获得了方法，明确了目标，相"读"恨晚。文中展现的世界观、方法论值得每个健康人读、每个病人读。

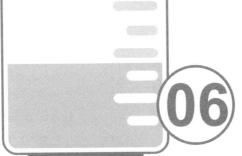

06

我的病情我参与

YOUR
MEDICAL
MIND

症状及病史：
乳腺癌扩散，BRCA 基因突变，可能患卵巢癌

处理方式：
双侧乳房切除术、摘除卵巢、放疗

就医中的困惑：
想寻找最好的医生

姓名	朱莉
性别	女
职业	画廊主
年龄	42 岁

症状及病史：
乳腺癌，基因突变，有家族病史

处理方式：
摘除卵巢，药物治疗

就医中的困惑：
是否有必要做乳房切除术，还是药物治疗就够了

姓名	莎拉
性别	女
职业	西点师
年龄	38 岁

症状及病史：
体重减轻，乳腺癌转移，霍奇金淋巴瘤

处理方式：
按照治疗计划接受放疗、化疗

就医中的困惑：
如何选择合适的医院和医生

姓名	安吉拉
性别	女
职业	全职妈妈
年龄	44 岁

乳腺癌
Breast cancer

那是一个十月的夜晚，出乎意料地冷，朱莉·布罗迪准备脱掉 T 恤，穿上法兰绒睡衣上床睡觉。就在脱掉 T 恤的时候，她的右手掠过了左边腋下，摸到了一个微小的肿块。后来，朱莉跟我们说："我居然能够发现这个肿块，真是不可思议。"朱莉让自己的丈夫试试能不能摸出来，他也认为确实有一个肿块。

朱莉的丈夫说："你应该明天去医院认真检查一次，看看是怎么回事。"

朱莉跟我们说："我一般不会把这种情况当回事儿，我很讨厌看病。但是我还是和我的妇科医生通了电话，我用一贯轻松的口吻告诉她：'我左腋下似乎有一个小肿块。也许不是什么大问题。'"

"但是医生回答我的时候却显得比较担心，她说：'我今天就帮你预约拍乳腺 X 光片。你赶快挂掉电话过来吧，把今天其他的事情都推掉。'"

"高温"情绪下的决策冲突

朱莉今年 42 岁，她娇小精瘦，留着娃娃头，戴着玳瑁眼镜，在美国西海岸经营着一家规模不大但是非常成功的画廊。她一直非常健康，唯一有联系的就是自己的妇科医生。只要有可能，她一定会吃有机食品，有规律地锻炼，也注意保持充足睡眠。朱莉说："我家里的女性亲戚身体都非常健康。"她的祖母活到了105岁，而她的母亲虽年近八旬，但依然充满活力。除了生孩子，朱莉从来没有住过医院。

虽然经营一家画廊面临着各种压力，那些敏感的艺术家和精明苛刻的买家也都不好应付，但是朱莉跟我们说，她从来都不是一个"忧心忡忡的人"。"我有一种近乎病态的积极乐观精神。我总是对自己说'一切都会好起来的'，这几乎成了我心中的魔咒。家族里面从来没有谁得过乳腺癌。而且我两个月前刚刚做过乳腺 X 光检查，当时的结果显示一切正常。"

"我在办公室跟妇科医生通电话那会儿，其实外面正有人等着我开会，是一位刚刚崭露头角的艺术家和他的律师。可没有办法，我只能跟他们说会议取消了，之后我立刻赶到了放射科医生那里。结果，检查报告显示果然有肿块，而且不止一个，是两个。一个肿块长在乳腺上，另一个长在淋巴结上。放射科医生在走廊上对我说，虽然还没有做活检，但是看上去非常像肿瘤，"朱莉这个时候顿了顿，"我不是那种轻易飙泪的女人。我当时的想法就是，'哎，怎么这么糟糕'。仅此而已。我倒是非常同情那些听到这种噩耗就瘫倒在地的人。"

一周之内，一位外科医生帮朱莉切除了这两个肿块，还切除了她腋下的其他几个淋巴结。不出所料，这个乳房肿块和其中一个淋巴结果然是恶性的。原来，朱莉那天脱衣服的时候摸到的并不是乳房肿瘤，而是旁边淋巴结上的肿块。"放射科医生对我说，最神奇的就是我居然能够那么早就摸到这个肿块，因为当时它还非常小，可能这就是所谓的'命运安排'吧。"放射科医生把两个月之前的乳腺 X 光片重新找出来，但是没有看出任何异常。"所以说，就是在两个月之内，乳腺中长出了这样一个肿瘤，而且很快扩散到了周边的淋巴结。"

跟前一章提到的马特和史蒂文不同，朱莉的医生没有一再保证，而是给出了明确并且紧迫的信息。"我觉得我必须尽快行动，赶快找到'一流医生中的一流'，"朱莉顿了顿，"我在经营画廊的时候就是这种理念。每个人都想找到最好的。就像说'最优秀的青年艺术家，最优秀的画册摄影师，最优秀的律师'。我相信这些人肯定有一些使得他们脱颖而出的特质。现在，我想知道在治疗乳腺癌方面最好的医生是谁。我找到了一个好办法，那就是翻自己的名片夹。"[17] 她发现自己有几个客户是医院的董事，还有一些其他的客户曾经帮抗癌组织筹过款。于是朱莉便联系了这些人。"从他们那里，我知道了哪些人是最棒的乳腺癌专家。我把每个人给我的名单交叉比对，看看哪个医生重复出现的次数最多。"很快，朱莉便锁定了一名医生，因为提到他的人最多。

决策背后的心理学
YOUR MEDICAL MIND

决策冲突

玛丽·弗朗西丝·卢斯（Mary Frances Luce）是美国杜克大学关于决策问题方面的研究人员，她认为病人想要找到"最好的医生"或者"最好的医院"，其实某种程度上是人类应急机制的一种形式。如果病人拿到了非常严重的诊断结果，他们是没有办法逃避现实的，必须要做出许多非常艰难的决定。每一个决定的背后都有负面结果的可能性——可能一个通常有效的疗法会在某个病人身上出现长期且严重的副作用，或者医生按照最有效的方法治疗了疾病，但是病情却没有任何好转。但决定还是要做，病人必须在各种抉择中拿定

> 自己的主意——没有任何一个决定能够确保成功，每一个选择的背后都存在风险。卢斯和其他研究人员将此称为"决策冲突"，病人除了要忍受疾病和治疗的痛苦以外，还要进行艰难的选择，这往往让他们格外焦虑。

应对决策冲突，不同的人有不同的方法。对于那些虔诚的宗教信徒而言，他们能够通过不断地祈祷得到慰藉，他们坚信上帝的仁爱，笃信"上帝将会指引我"。按照卢斯的分析，寻找"最好的医疗资源"是一种应急机制的表现，这种方式能够把情绪温度降低到一个合理的范围内，避免人们在"高温"状态下做决定。病人能够借此安慰自己，只要能够选中最好的医院和最好的专家，就能够降低选择各种复杂治疗手段时的不确定性，同时提高治愈的成功率。

朱莉告诉我们："最多人推荐的那个医生就是我想要的医生。"朱莉认识一位艺术收藏家，恰好就是那位医生所在医院的董事，他帮朱莉联系了这位医生。朱莉打电话过去的时候，他也正在等她的电话。朱莉说："我很想赶快去您那里，跟您讨论一下我现在的情况，了解一下有哪些治疗选择，您的建议是什么。"

结果，医生说："其实没有必要讨论太多，我知道什么方式对你最合适。你在我这里能够得到最好的治疗。"医生顿了顿，说："我保证你会非常喜欢我们这里的。"

但是朱莉心想："我怎么不知道我会非常喜欢你们？"

医生说："这周我要去欧洲的一个癌症会议作报告，下周一回来就会和你安排见面。"

朱莉问："我现在的情况真的等得了一周吗？"

"我向你保证，一周绝对不成问题。"

朱莉跟我们说："他听上去似乎很清楚我喜欢什么、需要什么，但是我们甚至都没有坐下来面对面谈过，他没有听我说过我的情况，也不了解我是怎样一个人。我觉得跟他的沟通完全是单向的，我根本无从开口。这让我很烦。"朱莉的直觉告诉她，可能眼前的这个医生并不适合自己。但是朱莉认识的那些人都认为他是"一流医生中的一流"，他们的意见对朱莉影响也很大，好像如果不找他治疗就是在自暴自弃。不过，归根结底，这个医生比其他医生好在哪里？如果不找他看病，会不会降低朱莉治愈乳腺癌的可能性？

朱莉回忆说："这可以说是我遇到的最艰难的情况之一。"她不想因为冲动就做出决定。她设想，无论自己怎样选择，自己有一天可能会后悔做出的决定——不管她是选择了这个医生，还是其他的肿瘤医生。朱莉陷入了两种对于未来的假设当中，任何一种情况下，她都可能会后悔。

谁推荐的医生会是"最好的"

我们之前看到过丽莎因为足部手术的失败而追悔莫及，这是对于已经发生的事情的后悔。而在这里，朱莉预料到她未来会后悔。她之前"病态的乐观"已经消失得无影无踪了，而她那句"一切都会好起来"的魔咒，似乎也不奏效了。朱莉在工作中处理问题的时候总是沉稳冷静，但是现在的她却被恐惧和焦躁所笼罩。她感到自己必须尽快做出决定才行。当时，她的妇科医生让她推掉所有的事情，第一时间去拍乳腺 X 光片并进行活检。两个月之前的拍片结果还是一切正常，但是现在癌细胞已经不仅存在于乳房中，甚至扩散到了淋巴结。朱莉感到时间非常紧迫。从"高温／低温"的决策范式来看，她俨然头脑发热，随时准备做出冲动的决定。然而，她担心自己将来可能会后悔，这种思维帮助朱莉冷静了下来。不过不管怎么样，决定还是要做。她到底是应该继续接受这个医生的治疗，还是另寻他人？朱莉意识到，得找一个人来帮帮自己，一个自己信得过的人，这个人得明白朱莉的难处，和她非常熟悉，知根知底，同时拥有丰富的医学知识。

于是，朱莉给自己的妇科医生打了电话。医生非常认真地听完了朱莉的情况介绍后说："没错，你提到的那位肿瘤医生非常优秀。但是世界上没有哪一个医生是所谓的'最好的'医生——其他地方肯定还有许多出类拔萃的肿瘤医生，他们也都能够提供非常好的治疗。"

我们是医生，也经常有病人或者亲戚朋友来咨询我们，到底谁是"最好的"外科医生、"最好的"皮肤科医生或者"最好的"儿科医生。我们的回答每次都差不多，那就是没有哪一个医生是所谓的"最好的"医生。在每一个专科都有许多好医生，他们都有丰富的经验、优秀的临床判断力以及绝佳的沟通技巧。

妇科医生对朱莉说："我给你介绍一位肿瘤医生吧，我们曾经一块儿工作过。我非常佩服这个医生的判断力，还有几个病人曾经去过他那儿，最后治疗效果都很好。我现在可以帮你跟他预约，等你刚才说的那位医生从欧洲回来，你可以再比较一下。"

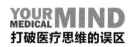

人们是怎样选择自己的医生的？根据美国非营利性组织卫生系统改革研究中心（Center for Studying Health System Change）公布的数据，2007 年，约有 2 500 万的成年人会更换自

己的全科医生，而超过 600 万的人会更换自己的专科医生。在寻找新的全科医生的时候，有一半人会依靠亲戚朋友的推荐，而超过 1/3 的人也会参考医生、护士以及其他医护人员的建议。在寻找新的专科医生的时候，人们最常参考的是自己全科医生的推荐，大约 70% 的人会这么做，而 20% 的人则会参考亲戚朋友的推荐。但是，不论是更换全科医生还是专科医生，只有很少的人会依赖网络、杂志或者其他媒体提供的信息。这类信息分为两类：一类是主观的，一类是量化的。主观信息包括了病人对于在某个医生那里治疗经历的个人描述和评价。对于一些想要更换医生的人来说，这类信息能够帮助他们不仅局限于自己亲戚朋友的圈子，还能从更多人那里获得意见，因此主观信息会影响他们对医生的选择。而量化信息主要是由保险公司、政府机构以及各种营利和非营利性组织提供的。可以想象，如果有准确的数据能够来帮患者评判医生的话，这种办法还是非常有吸引力的。

事实上，保单设计者和保险公司开始不断向病人宣传，号召大家应该根据报告卡的信息来选择医生，报告卡提供了对医生"医疗质量"的数据考量。在当今社会里，数据考量的风气日益盛行，人们认为它对于评价个体表现来说至关重要。当然，一个病人确实应该掌握一些关键数据。比方说，每个外科医生在学习某种手术、新的设备或者新技术的时候都有一个过程，要遵循一种学习规律。他做过的手术数量的多寡能够大致说明他对这种技术掌握的熟练程度。此外，一些关于医疗安全的信息，比方说某家医院的术后感染率也是非常有价值的。

然而，这种数据考量的方法虽然评估了医生，却没有考虑到临床判断中的关键指标，比方说医生是怎样根据病人的不同情况对症下药的。相反，这种数据考量方法基本上只考虑一些最低标准，比方说医生有没有经常为病人测血糖、测血压，还有治疗的成本和效率。此外，一个医生可能不会接诊那些身患多种疾病的病人，比方说有的病人不仅患有糖尿病，还患有肾衰竭和心脏病。如果医生有目的地选择那些比较容易医治的病人，把难治的病人留给别人，这样就能够让自己的数据更好看一些。爱因斯坦有这么一句名言，我们觉得用在这里很合适："**并非每一件重要的事情都可以用数字来计算，也并非每一件可以用数字计算的事情都是重要的。**"

保险公司还发明出了一种区分所谓的高价医生和低价医生的报告卡，以评估选择某一位医生可能花费的医疗费用。《新英格兰医学杂志》刊载的一篇文章显示，这类数据往往不太可靠。在一套信息汇报系统中，一个医生可能被评估为高价医生，而在另一套系统中则可能被认为是低价医生。

虽然有种种局限，但是保险公司还是不断发起广告攻势，承诺如果病人使用他们的数据考量方法和报告卡，就能够找到合适的医生，获得理想的治疗效果。但这其实是空口承诺。[18]

在一则广告中，一位漂亮健康的女士正在风景秀丽的公园跑步，背景是一大片数字。广告标语是：数字中蕴含知识，数字中蕴含能量，数字中蕴含人性，数字中蕴含舒适，数字中蕴含健康 。而广告画面之下有一行小字："能量：如果你正面临棘手的病症需要做出医疗决定，那么你一定想知道自己是否选择了正确的医生、正确的治疗手段，结果是否会让自己满意。每个人都会有这种想法。"

正如这则广告所明示的，保险公司知道病人受到决策冲突时的困扰，知道病人也是人，有人性的弱点，对于怎样选择"正确的"医生和"正确的"疗法会感到恐惧和焦虑。保险公司希望病人能够相信，人们再也不用为医疗过程中最痛苦的事情——也就是不确定性，而担心了。这些保险公司声称他们有办法解决决策冲突的问题：如果你根据他们的数据做决定，那么你就能够获得正确的结果。但事实上，没有人能保证你获得正确的结果。美国食品与药品管理局已经开始监管药品广告夸大其词的问题了，我们相信政府部门也将对保险公司承诺治疗效果的做法进行类似的监管。

根据妇科大夫的推荐，朱莉去看了另外一位肿瘤医生。朱莉说："这位医生不厌其烦地和我探讨病情。他非常关注我的个人情况，把我当作一个特殊的个体。但是他也说得很清楚，在肿瘤的治疗中总是会有风险和不确定性。"后面这句话让朱莉非常不安。也许她应该选择那位"一流医生中的一流"。她说："我真的必须认真考虑到底该选择哪位肿瘤医生。但是最后我发现，就算选择了那位'一流医生中的一流'，其实还是会有各种风险。"最后，她决定接受第二位肿瘤医生的治疗。她说："这是一个艰难的决定。我非常熟悉并且信任的妇科医生给过我定心丸，说这个医生非常好，这其实在很大程度上帮我做了这个决定。"

"至于那位'一流医生中的一流'——后来我给他打电话，告诉他我选择了另外一位肿瘤医生，他回答我说：'当然，我是好医生，他也是好医生。怎么选择由你。'"

不断调试的患者自主权

然而，就在选定了肿瘤医生之后，朱莉马上又遇到了另一个难题。在切除乳房肿块之后，外科大夫告诉朱莉她需要接受化疗，但是没必要接受放疗。不过她的肿瘤医生则表示反对，他认为放疗能够降低癌症复发的风险。他们告诉朱莉，最后还得她自己拿主意。杜克大学的卢斯强调：决策冲突是给病人带来压力的主要原因。这就是一个典型例子。

朱莉告诉我们："我的肿瘤医生强烈建议放疗，但是他没有对我下命令。他不仅向我解释了治疗肿瘤过程中放疗的益处，也告诉我放疗的风险，比方说放疗会增加长期并发症出现的风险，导致其他恶性肿瘤，或者使得放射的组织发生病变，还会增加乳房切除术后整形手术的难度。"

朱莉感到需要消化的信息很多，她需要认真考虑各种不同的观点。在跟医生见面几天之后，医生拨打了朱莉的手机。朱莉赶紧走到画廊后面自己的办公室里，这里比较安静，能够确保谈话的私密性。"医生告诉我，他把我的情况在医院的一次病例讨论会上拿出来讨论。当时也有许多其他肿瘤医生在场，我的外科医生和其他外科医生也都在场，还包括一些放射科专家。"

肿瘤医生告诉朱莉，在讨论她的病情的过程中："有一些人认为我没有必要给你放疗，但是也有一些人认为我应该放疗。"肿瘤医生又把放疗的利弊和朱莉说了一下。最后医生说："不过我没有听到有谁提出了充分的理由来说服我你不需要接受放疗。归根结底，这个主意还得你自己拿——不管怎么选择，我都支持你。"[19]

这给朱莉留下了非常深刻的印象。"他要想说服我，就得跟我反复强调四五次。我不会在他说完之后就立刻答应：'好的！太棒了，请马上给我放疗吧！'我不是那种人。"

"我的肿瘤医生其实在说：'来，你来看看背后的情况吧。你自己亲眼看一下吧。'他不会说除了放疗以外就别无选择。对于一些医生而言，如果告诉病人还有其他选择，可能会导致病人对医生的能力产生怀疑，或者对医生的判断丧失信心。但是我觉得他把什么都告诉我了。不过主意还得我来拿。"

情绪成本

卢斯发现，有些病人想要降低做困难决定时的"情绪成本"（emotional costs），于是他们不停地直接"攻击"所面对问题的复杂程度。卢斯把这种决策过程称为"警惕地做决定"。马特就是这种类型的病人。他不停地梳理各种数据，联系了超过 20 名医生，想要通过互联网检索来深入地理解各种医学研究。马特想要在各种不同治疗方法中找到那些细微但是关键的不同之处，这些不同能够起决定性作用，即帮助他判断哪种治疗方法更好，从而减少决策冲突。但是对于许多病人来说，这种方法太难了，不仅技术上不可行，对情绪的要求也很高。很多病人认为，他们自己没有能力来批判地分析比较那些相互矛盾的海量信息。

朱莉不知道应该怎样解读她在互联网上找到的信息。"我不指望能在几个月的时间里变成一个医生，达到那些专科医生的水平。所以对于我来说，找到合适的医生最重要。"她最后决定还是进行放疗。"我知道很多人得了癌症之后，要么不信任或者不喜欢自己的医生，要么过分相信他们自己的研究能力。所以，这些人在网上搜集各种各样的资料，进行各种各样的研究。但是他们又如何知道所有这些研究数据的真正含义呢？"

对朱莉来说，依靠别人帮助自己做决定是一件非常罕见的事情。朱莉习惯于当老板，掌控自己画廊里所有的决定——跟哪一位艺术家签约，什么时候举行开幕式，邀请哪些人做嘉宾。当然，她也会听取别人的建议，偶尔还会质疑自己的想法，但是无论什么决定，总是由她完全做主。她已经习惯了掌控，习惯了自主决策。

自主权是所有病人最重要的权利之一。人们普遍认为，在决定治疗方式和护理方法的时候，病人总想自己说了算。但是研究显示，不同的患者所需要的自主权有非常大的差异。一项报告对超过 1 000 名罹患乳腺癌的加拿大女性进行了调查，报告显示，22% 的调查对象想自己选择治疗肿瘤的方式，44% 的调查对象想要与她们的医生一起进行选择，而 34% 的人则想将决定权完全委托给自己的医生。有意思的是，对于整个治疗过程而言，低于 50% 的人认为她们在做决定时达到了自己所希望的自主权行使程度。

在考虑要不要进行放疗的关键时刻，朱莉对自己的肿瘤医生充分信任，也对治疗很有信心，所以她愿意将决定权托付给医生。这并不意味着医生替朱莉摒弃了所有复杂的选择，也不意味着医生的决定就绝对不会出错。用朱莉的话说，医生并没有假装自己能够"未卜先知"。朱莉还是想知道自己究竟在朝哪个方向前行，而最后的结果又会怎样。在这方面，医生是她的领路人，因为他不仅有"领路"所必备的专业知识，而且把朱莉当作一个与众不同的个体，会在航程中的每时每刻都考虑到她的价值观和目标。朱莉非常欢迎医生讲出他自己的看法和偏好，因为他毫无隐瞒，想问题时也都经过了深思熟虑。这与之前我们提到的帕特里克的例子可以说是天壤之别：帕特里克的医生将自己对于治疗方法的偏好强加在了帕特里克身上，根本没有评估帕特里克想要多少外界建议，又想有多少掌控权。

朱莉告诉我们："我的肿瘤医生确实觉得我应该做放疗，我认为这就是我应该相信医生的地方，他完全是在为我考虑，想要帮我找到最佳方案。这也就是为什么我想要找到合适的医生的原因。"朱莉还告诉我们："我还是很幸运的，因为我对自己的医生充满信心。"

对于朱莉来说，虽然患病的这段时间非常痛苦，但是能够把一些自主权托付给医生还是让她踏实了不少。"我认识一个人，她跟我基本上是同时患上癌症，但是她的治疗经历跟我完全不同。她完全不相信自己的医生，这种不信任使得她非常焦虑，不能安心——经常彻夜不睡觉，上网搜索资料，到处发邮件。她最后的治疗结果还是不错的，但是……"朱莉顿了顿，"但是，她一直都在挣扎。她的压力比我大得多。"

朱莉同意进行放疗。一开始，她认为就此大功告成，她的治疗计划也已经板上钉钉了。但是，她随后收到了之前的化验结果，结果显示她身上的 BRCA 基因发生了突变。她的肿瘤医生曾经解释过，BRCA1 基因和 BRCA2 基因一般会修复损伤的 DNA，所以，如果其中的任意一个基因发生突变，那些受损的 DNA 就会很容易将正常的细胞变为癌细胞。突变的 BRCA 基因在那些有东欧犹太血统的女性身上特别常见，比方说朱莉，但是在其他种族和人种中也常有发生。绝大多数时候，这种突变基因是从父母那里遗传来的——但是这也并不绝对。朱莉的肿瘤医生曾告诉她，突变的 BRCA 基因会显著增加女性乳腺组织癌变从而罹患乳腺癌的概率。此外，基因突变还会导致罹患卵巢癌的风险上升。

朱莉告诉我们："我相信患者对于自己的情况，应该知道得越多越好。你知道得越多，医生就能够更好地帮你治病。"现在，朱莉面临着一系列新的选择。她的肿瘤医生"把所有的选择都摆在了面前"。他们谈了一个多小时。医生告诉她，如果女性的 BRCA 基因突变，想要避免将来罹患癌症的风险，最安全的方法就是将两侧的乳房都切除，即做双侧乳房切除术，同时将卵巢也切除。医生说："这样一来能够将乳腺癌和卵巢癌的患病风险降低 90% 以上。"

朱莉顿了顿，声音也变得沉重起来。她说："我不太喜欢乳房切除术，尤其是双侧乳房切除术。"

朱莉继续问道："除了手术以外，还有什么办法？"医生解释说，另外一种疗法是服用他莫昔芬类的药物，有研究证实，这些药物能将乳腺癌的患病风险降低 50% 之多。"但是我们真的不知道，对于像你这样 BRCA 基因已经发生变异的女性，这类药物有没有帮助。另外，这种药物没有办法避免卵巢癌。"医生继续解释说，如果朱莉不想进行手术，她就需要通过乳腺 X 光片和核磁共振来接受乳腺癌方面的密切观察。但是就算接受了这类密切观察，疗效也不见得像乳房切除术一样可靠。而对于卵巢癌的监测，医生解释说："通过超声波和验血不能够准确地检测出早期的卵巢癌。"

和医生谈完，朱莉还是没有想好该怎么办。她告诉我们："需要了解的信息实在太多了。好在医生没有逼我马上做出选择，反而表示他非常理解这对于女人而言是非常私人的决定。"朱莉之前是让医生来帮自己做决定，不过现在她改变主意了。她想要想清楚自己到底喜欢怎样。她仔细研究了医生提供给她的各种数据，然后又上网搜索了相关的信息。在查阅了好几个帮助病人做决定的网站之后，她意识到不应该仅仅依赖数据来做决定。她说："我不想以后后悔自己当时没有全力以赴来避免最坏的结果。我的胸部虽然不够丰满，但是如果做手术切除的话，我还是会非常怀念它们的。最后，我还是决定把我能够做的事情都做掉：我选择了双侧乳房切除术，摘除了卵巢，还同时进行化疗和放疗。在这之后我有一种感觉，如果癌症再次复发，那么我真的没有什么好后悔的了，因为该做的事情我都已经做了。"

卢斯曾经研究过病人究竟是如何面对各种复杂的医疗选择的。一些病人只关注选择的某个方面，而不去管其他的后果。这样做能够让自己少劳神一点，也会减轻决策冲突的困扰，从而更好地来应对病情。例如，一些人会忽略手术可能产生的各种副作用，用卢斯的话说就是，"把自己包裹起来"，即不去考虑手术失败、留下疤痕或者身体虚弱等风险以及其中的痛苦，他们只考虑手术是否能够提高自己存活的概率。而另外一些病人则只去考虑手术可能出现的各种副作用，这种深思熟虑也能够帮助他们应对当前的情况。他们感到，如果自己对于各种可能出现的结果都仔细权衡过，对于每个决定的方方面面都做过分析，那么就会有种一切尽在掌握的感觉。

朱莉告诉我们："我不想以后后悔自己当时没有全力以赴。"和前面一样，她又是在预料未来的后悔，后悔原本可以防止这件最让她恐惧的事情发生，后悔没有办法看着她的孩子们长大。出于这种担心，她没有费什么心力就决定做手术。"摘除卵巢的决定很容易，因为我已经有两个孩子了，而且早晚也会绝经。听别人说，摘除卵巢其实只是一个很简单的小手术。"她停了停，"呃，也许是这样吧。但做卵巢摘除术的时候，我已经化疗了 4 个月，而且 3 个星期以前刚刚做完双侧乳房切除术，所以当我真正做手术那会儿，身体状态其实已经很差了。"

朱莉还告诉我们："这其实有点滑稽。做完手术身体恢复以后，我跟丈夫一起去电影院看了《绿野仙踪》这部电影。电影里面有一个非常有趣的情节。多萝西正沿着黄砖小路往前走，这时候她遇到了稻草人。多萝西站在黄砖路上，可前面似乎有五条黄砖路，通往不同方向。那么，她究竟应该沿着哪一条路往前走呢？"

朱莉感到自己"从来都不曾走到那个地步，从来没有 5 条路需要选择"。朱莉把自己能够做的所有事情都做了，这样一来，她就降低了自己的决策冲突，尽管这么做对身体的影响非常大。现在，她感到自己已经走完了整个治疗流程，跟史蒂文一样，她不需要再回头看了。

艰难的乳房切除术抉择

很多女性跟朱莉一样，一开始先是检查出了乳腺癌，之后又发现自己身上的 BRCA 基因发生了突变[20]。一项研究显示，超过 52% 的女性在得知自己基因突变之后，会选择接受单侧或者双侧乳房切除术。但是对于那些基因已经突变，但是尚未罹患乳腺癌的女性，她们又会如何取舍？

莎拉·罗森是一位 38 岁的西点师，她也住在美国西海岸。莎拉的几个姨妈和表姐妹先后都患上了乳腺癌。许多年以来，莎拉都在纠结要不要去做 BRCA 基因检测。她跟我们说："我没有想好，拿到检验报告以后我该怎么办。"莎拉有两个十几岁的女儿，她也担心给她们造成心理负担。不过，后来莎拉的妹妹检查出了乳腺癌，而且她的 BRCA1 基因也发生了突变。莎拉咨询了一位遗传学顾问，之后终于决定接受基因检测。莎拉的检查结果是阳性的，医生告诉她，她患上乳腺癌的可能性是 55%～85%，而她患上卵巢癌的可能性是 36%～63%。莎拉又咨询了好几个肿瘤医生，还在网上搜索了可行的治疗方法。她的乳腺 X 光、核磁共振扫描、针对卵巢癌的 CA-125 血检以及骨盆超声波检查结果都是正常的。莎拉没有计划再要孩子，所以她决定先摘除自己的卵巢。不过，莎拉不想做乳房切除术，她选择了服用他莫昔芬进行药物治疗。

在那些 BRCA 基因突变但是骨盆超声波检查和血检结果都正常的女性中，超过一半的人会像莎拉这样选择先摘除自己的卵巢。但是在那些基因突变，却没有患上乳腺癌的女性中，绝大多数都不会选择切除乳房，莎拉的选择跟她们是一致的。一项研究显示，只有 3% 的女性在得知自己有基因突变之后，会在一年内选择接受双侧乳房切除术。

对于女性来说，只是为了预防一种现在尚未患上，将来可能也不会患上的疾病，就采用切除双侧乳房和卵巢的办法来进行医学干预，这可以说是决策冲突和损失厌恶的极端情况。这种损失是多方面的，也是巨大的。这样一位女性所要面对的是一台大手术，有着剧痛、毁容、留下疤痕、感染或者大出血的风险。此外，切除乳房和卵巢会影响女性对自己形象的认知。当卵巢切除之后，女性会立刻有绝经类的症状，这让许多女性感到悲哀。那随之而来的阵阵潮热会影响她们的睡眠，使她们感到疲惫不堪、产生剧烈的情绪波动、遭受抑郁的困扰，同时她们的性功能也会受到影响。随着时间的流逝，一些女性能够适应这种情况，但是适应过程可能会很久，而她们也很难完全调整过来。这也正是莎拉担心的。

两年之后，莎拉的妹妹最终因为乳腺癌转移而离开人世。莎拉告诉我们："我脑子里一直在想，我会不会是下一个？"如果某件特别的事情深深地触动了你，那么它将会成为一种非常强大的力量，在这里，这种"可能性"最终改变了莎拉的想法，帮助她克服了自己损失厌恶的心理。她最终决定还是接受双侧乳房切除术。幸运的是，她的身体其他部位此时还没有任何癌细胞。莎拉松了一口气，告诉我们说："我相信我最后的决定是正确的。但是这个决定绝对不容易。一点都不容易。"

朱莉告诉我们："每个人都知道我的情况，现在，我可以用这些经验来帮助其他人了。"朱莉将自己生病的点点滴滴与许多朋友和同事分享。朱莉认为，分享自身的经历能够帮助她缓解治疗过程中的痛苦。现在，她发现自己已然成为其他人的顾问："许多人打电话给我，咨询我应该怎么治病。"她很自然地认为，对于乳腺癌，自己算是"受过专业训练"了。她说："如果有朋友正在接受乳腺癌治疗，我想告诉她们怎样才能找到最好的就医经验。"现在，朱莉关注的焦点不再是找到"最好的医生"，而是"最好的就医经验"。

她说："部分就医经验是由医生和他背后的医疗团队提供的，但还有支持和帮助我的朋友，所有所有那些热心的、关心我的人。"

最好的经验因人而异

所谓"最好的经验"完全取决于个人。安吉拉·巴尔杜奇是一位44岁的妇女，住在美国中西部的一个社区里。她现在当全职妈妈，非常开心。安吉拉的两个孩子都在念高中，她每天的工作就是开车送孩子们去参加各种活动。安吉拉的身材娇小而健美，经常去瑜伽俱乐部，也会做椭圆机运动。她大学读的是英文专业，毕业之后也一直保持着阅读习惯。她的车里总是装着一摞小说，只要有时间就会拿出来看。安吉拉的儿子是学校棒球队的，经常代表学校参加地区比赛。有一次在送儿子参加比赛的路上，安吉拉突然感到后背上方非常疼。安吉拉回忆说："我当时以为是住低档小旅馆的缘故，而且每次送儿子去参加比赛都要连开好几个小时的车。"但是一周之后，当她伸懒腰的时候仍感到非常疼痛，没有一点减轻的迹象。于是，安吉拉去看了自己的全科医生。医生对她进行了检查，可并没有发现什么异常。

安吉拉十几岁的时候曾经抽过一阵子烟，所以医生让她做了一个胸透检查。"我有一点点哮喘，所以医生想看一下我肺部的情况，"说到这儿，安吉拉顿了一下，这段回忆非常沉重，"两个小时之后，医生打来电话，说在两肺之间发现一个肿块。我的天啊，转移得真快！我是周二发现这个情况的，周三做了CT，之后又请外科大夫做了活体组织检查。周四的时候，医生就确诊我得的是霍奇金淋巴瘤（Hodgkin's lymphoma）。"

马特和史蒂文可以慢慢选择自己的医生，花几个月的时间来思考究竟采用怎样的治疗方法最好，但是安吉拉得的癌症却必须尽快治疗。她回忆说，当时感到自己几乎"要瘫痪了"。她满脑子都在想自己快要死了，丈夫将要失去妻子，自己两个未成年的孩子将要失去妈妈。这个时候多亏了丈夫，他挺身而出，作为安吉拉的"耳目"，负责帮助她和医生进行沟通。

病情发展得非常迅速。安吉拉先去看了自己全科医生所在的社区医院的肿瘤医生。针对安吉拉的淋巴瘤，肿瘤医生为她制订了一个治疗方案，安吉拉便按照这个治疗方案开始治疗。不过，后来安吉拉和丈夫觉得应该去专门的肿瘤医院听一下其他医生的意见。社区医院的肿瘤医生帮她安排了另外一个专科医生。于是，就在那周，安吉拉和丈夫一起看了附近一家肿瘤医院擅长淋巴瘤的医生。

在候诊的时候，安吉拉看到许多病人进进出出，很多人的头发都掉光了，非常虚弱，有些人只能坐在轮椅上行动。大约40分钟后，轮到她进诊室了。一位护士记录下了安吉拉的生命体征，之后让她称了体重。"我的天啊，我居然轻了3千克！"安吉拉惊讶地叫了出来。护士助理没有说话，耸了耸肩，然后将一个表明身份的手环套在了安吉拉的手腕上。

安吉拉告诉我们："当我在肿瘤医院的候诊室时，感觉非常压抑。那里的病人个个都比我病得重。"没过多久，那位擅长治疗淋巴瘤的医生走了进来。他是一个又高又瘦的老头，说话带有英国口音。医生看了一下安吉拉的病历，给她做了简单检查，之后向安吉拉详细介绍了她在肿瘤医院将会接受怎样的治疗。安吉拉告诉我们："这个医生非常专业，但是老实讲，他似乎对我的情况司空见惯。他甚至说，我不过是一个'典型病例'。"

这个医生提出的治疗方案和社区医院医生的治疗方案完全一样。安吉拉说："所有人的建议都是让我采用放疗和化疗。"安吉拉有好几个朋友被诊断出患有乳腺癌，她仔细比较了她们与自己情况的不同之处。"我的朋友基本上都花了两个星期，甚至三四个星期去决定自己的治疗方案。不同医院的不同医生会提出不同的治疗方案。我觉得这可比我的情况要棘手多了。"

安吉拉继续说："病情发展得非常快，也非常严重，所以我的医生得替我拿主意。我觉得我其实没做什么选择。他们没有说现在有甲乙丙三种治疗方案，你究竟要选哪一种？对我来说，患上霍奇金淋巴瘤，该做什么非常清楚。医生们告诉我，除非我想跟医院签个协议，参加什么实验性治疗，不然到哪个医院医生都会给出同样的建议。就是这么简单。"

YOUR MEDICAL MIND
打破医疗思维的误区

如今，能够治愈霍奇金淋巴瘤，可以算是现代肿瘤医学的重大进步之一。在过去的几十年里，北美和欧洲的研究人员对于这种肿瘤的各个阶段和各类变种都进行了系统的研究。对于早期淋巴瘤，治愈率已经超过了70%，就算是晚期肿瘤，哪怕已经扩散，治愈率也在50%以上。虽然说对于化疗和放疗的最佳时机是什么、怎样控制肿瘤对于心肺的损害、如何避免白血病等继发性恶性肿瘤等问题，专家们有不同看法，但随着研究的不断深入，如果病人不准备参加实验性的临床治疗，他们基本上可以放心，因为医生建议的治疗方法肯定已经有过很多深入的医学研究了。

——

"天啊，我觉得我还是很幸运的。我的意思是说，如果一个人得了癌症，她的第一个想法肯定是'感谢老天爷，得病的是我，不是我的孩子'。很多人根本看不起病，没有医疗保险，或者说没有固定工作。而且最关键的是，霍奇金淋巴瘤的治愈率非常高。当然，我必须要走完整个治疗流程。所以接下来的问题是，我应该在哪一家医院就诊呢？"

安吉拉觉得自己在肿瘤医院里举目无亲。虽然说医生认为她的病情很"典型"，但是她还是感到心里没底，安吉拉觉得自己在那里不过是"又一个病例"而已。还有，那里的护士听到安吉拉懊恼地抱怨自己一下子瘦了 3 千克之后，只是一言不发地耸了耸肩，这样一个小动作更让安吉拉觉得不受重视。**当一个病人感到病得很重、恐惧、无助的时候，医护人员平时一些微不足道的言语和行为都会对病人产生巨大的影响。**由于那天在肿瘤医院的遭遇并不愉快，安吉拉最后还是决定在家附近的社区医院就诊。而很多人的就医经验可能恰恰相反，他们认为在熙熙攘攘的大型肿瘤医院能够帮助他们坚定战胜病魔的决心。

但是安吉拉还是有点犹豫，她不知道社区医院的肿瘤医生是不是最合适的，她想找个人跟自己打个包票。最后，跟朱莉一样，她在一个自己深信不疑的医护人员身上找到了这个包票。这个人是安吉拉的朋友，她就在这家社区医院里面当护士。安吉拉说："我立刻给这位朋友打了电话。她已经在那家医院工作了 20 多年了。我把那个肿瘤医生的名字报给她，然后，我的朋友就向我介绍了这位医生的情况。"她对这位医生恰好很了解：这位医生之前曾在大型肿瘤医院学习过，医术很高，对于病人也很有同情心。安吉拉觉得问这个朋友问对了。她又跟朋友说，她觉得互联网上关于霍奇金淋巴瘤的介绍真让人毛骨悚然。安吉拉回忆道："我的朋友告诉我：'如果你觉得网上的资料看着不太舒服，其实也没有必要非看不可。有的内容写得确实比较耸人听闻。很多时候你在网上看的东西并非是实际情况，而且很多东西可信度不高。看得越多，可能你会越抓狂。'"

跟护士朋友聊过之后，安吉拉感到舒服多了。她说："知道自己的医生医术高而且很负责，这让我一下子松了口气。而且我的朋友告诉我说没有必要去听其他霍奇金淋巴瘤患者的病情和故事，这也大大减轻了我的心理负担。"

安吉拉说："一开始，我把什么事都甩给了我丈夫。确诊以后的第一个月，我基本上就是坐在角落哭泣。各种各样的情况都是我丈夫在负责处理——具体的药物治疗方案是什么，我在家里需要服用什么药物，家里大大小小的事情，都是他在承担。"

安吉拉只把自己的病情告诉了少数几个亲友。她不希望外人看到她把所有的注意力都放在了病情和治疗上面。很多人喜欢去找其他癌症病人或者康复者沟通，想要从他们那里获取一些信息或者建议，但安吉拉不会。有时候别人邀请她参加癌症病人的互助小组，她都谢绝了。她解释道："其实别人真正能够帮到我的，就是躺在手术台上替我接受手术。我需要的是这个。如果你真的想要帮我，就帮我接受手术吧。要不然，就让我一个人待着吧。"

由患者决定病情保密的对象

安吉拉把自己的病情当成了秘密来保守，在我们看来算是严格遵循了"按需知密"的原则。甚至对于一些当医生的朋友，安吉拉也是守口如瓶。她担心有些人会跑过来跟她谈论病情，好奇地问她感觉如何，害不害怕，但是这些都是自己的隐私，而且也会消耗自己的精力。有些朋友出于好心，可能会主动提出各种建议，比方说他们知道有谁也患上了霍奇金淋巴瘤或者某种其他类型的淋巴瘤，不过接受的治疗方法不同，或者去看了另外一位医生——这些建议其实帮助不大，反而徒增决策冲突的困扰。安吉拉说："自己实在没有精力去应付这些好心人。最终这些人从我这里获得的甚至比为我提供的东西还要多。我估计，98%的其他患者，他们的情况都比你自己以为的要好；还有2%的人，你的情况越糟糕，他们的心里反而更加好受。"

我们遇到很多人都跟安吉拉一样，对自己的病情守口如瓶。如果一个病人不愿意把自己的病情跟他人分享，原因可能有很多种。一位32岁的大学教授患上了慢性白血病，她不愿意别人跟自己谈话的时候总把注意力放在她的病情上面，她也担心学校最后不会跟自己签终身教职的合同，担心病情会影响自己在学校的地位。她说："这可能会牵涉到我的升职，所以，具体病情只有家里人和最亲密的朋友才清楚。"另外，也不是说只有癌症病人才不愿意告诉别人。有一位退休建筑工人患上了一种不知名的心肌炎导致心力衰竭。医生找不出具体原因，也不知道病情将如何发展。他把病情告诉了妻子，但是没有告诉自己已经成年的子女们。他告诉我们说："如果孩子们为我担心，我肯定感觉更糟糕。"

对安吉拉来说，将病情保密能够帮助她假装一切正常。她不愿意让疾病改变别人对她的看法。现在，她还是能够跟朋友聊儿子的棒球比赛，或者女儿在学校的学习情况，不用时时刻刻都谈论自己的病情。她需要让自己保持正常人的心态，不想只剩下"病人"的身份，癌症并没有改变她生活中的任何事情。将病情保密能帮助她适应疾病给生活带来的改变。安吉拉说："事情已经发生了，你必须有平常心才行。千万不能够让疾病牵着你的鼻子走。"

此外，安吉拉的肿瘤医生会去关注她生活中的隐私，这也给了她很大的慰藉。安吉拉说："我的医生总是在想怎么做对我更好。她经常给我打电话，主动调整治疗日程，这样我就不用担心治病和儿子的棒球比赛发生冲突。她总是帮我多想一步。我打心里觉得她是在把我当作一个个体来照顾，而不是她手头厚厚的病历夹中的某一个病例而已。"

安吉拉的肿瘤医生还告诉她，自己时常跟同事讨论安吉拉的病情，为了"听听别人的意见，看看自己的思路有没有问题"。安吉拉觉得这么做非常好："我最害怕的就是那些自以为什么都知道的人。"

安吉拉并没有想去变成一个霍奇金淋巴瘤专家，这一点跟朱莉很像。她说："你需要去信任别人。比方说，教师的工作就是教书，教书就是他们的事业。而医生和护士呢，他们的整个职业生涯都是在探索如何救死扶伤。"

卡尔·施耐德（Carl Schneider）是《自主实践》（*The Practice of Autonomy*）一书的作者。他在书中指出，美国文化很喜欢走极端，人们看不起那些在生病的时候让别人替自己做主的人。在这一点上我们赞同施耐德的看法。在我们看来，**真正的自主决策，意味着病人能够把握好自己做决定的分寸。此外，自主决策很重要的一部分就是病人可以自行选择如何面对自己的病情。**

在治疗结束四个月之后，我们又跟安吉拉聊了一次。现在她已经没有霍奇金淋巴瘤的症状了，很可能已经痊愈了。虽然安吉拉还是没有完全恢复病前的体重和力量，但是她还是告诉我们，现在她又重新开始上瑜伽课了。"我的肿瘤医生告诉我，他们很喜欢治疗霍奇金淋巴瘤，因为疗效好，会显得他们医术高超，也总能够帮病人起死回生。现在，我也重新变回之前的那个我了。"

医生与患者的谏言

YOUR MEDICAL MIND

- 看病就医不能因一时冲动在头脑发热时做决定，这样能有效避免后悔。
- 去找"最好的医生"或者"最好的医院"是一种应急措施，若可能，要去考虑多个方面，"治疗体验"也很重要。
- 自主决策会伴随着一定的压力，有时选择性地借鉴病友的经验，或与医生共同决策可减小风险。

阎石
北京大学肿瘤医院外科医师，肿瘤学博士

医学是一门实践科学，面对众多的医疗选择时，医学又具有不可重复性，医学的这些天然属性造就了"决策冲突"这样的难题。这个难题不只属于患者、属于患者的亲人，还属于医生。

07

患者与医生谁更有"权"
做决定

YOUR
MEDICAL
MIND

姓名 保罗

性别 男

职业 战略规划师

年龄 50 岁

症状及病史：

慢性淋巴细胞白血病，有多发性肌炎等慢性病

处理方式：

骨髓移植术

就医中的困惑：

排异反应会影响脏器功能

白血病
Leukemias

每次血检之后，保罗·彼得森都会把检查结果记录在一张电子表格里。这次，他又把表格调出来，盯着屏幕仔细端详。保罗记录的是自己白细胞的总数。白细胞数目一直很低，长期在 2 000~3 000 徘徊。原因他自己也很清楚：他患有一种叫作多发性肌炎的病，必须常年服药，而降低白细胞数目正是这些药物的主要副作用。

　　保罗敲了几下键盘，把数据生成了一张图表。图表显示，保罗的白细胞数目突然升高，现在已经接近了正常人的水平。之前保罗看数据的时候就发现了。一定有什么发生了变化，但是究竟是什么呢？保罗开始感到不安。

　　保罗靠在椅子上，陷入了沉思。在他的世界里，任何事情的发生都一定有合理的原因。但是现在，他想不到为何白细胞的数目会突然上升——他可一直都是按照之前的剂量在服用那些有副作用的药物啊！保罗逐项回忆起自己的体征：没有生病虚弱的感觉；肌肉或者其他地方都感受不到疼痛；精力很好；没有发热，或者虚汗，说明白细胞数目的上升也不是炎症引起的。看起来，没有什么不对的地方。不过保罗从来不会轻视那些异常的数据，就算暂时未能理解，他也不会简单地将其归为"特殊情况"。现在白细胞数目上升，背后一定有一个原因。

保罗是在堪萨斯州一个农场里长大的,本科学的是工程。毕业之后,他在堪萨斯州威奇托市的一家化工厂里找到了一份工作。虽然工作上得心应手,但是没过多久,他便无法安于现状了。他跟我们说:"我想当老板。也就是说,在工作中,我想当那个制定大政方针的人。"于是,他又重返学校进行深造,学习了一大堆新的东西,包括人类学、心理学、社会学、数学和金融等等,最后拿到了组织行为学的博士学位。学校里的导师建议他继续走学术道路,最后当个大学教授,不过保罗早已下定决心,他想要独立自主,所以最后他选择了一条完全不同的道路。他创立了一家商业咨询公司,客户遍布美国和海外。他说:"我的背景是我成功的关键。在跟客户沟通的时候,我总能够运用理性的决策原则,向那些主管们展示怎样一步一步实现他们未来的目标。"

保罗有着很好的数学和计算机知识背景,所以能够很轻松地创建那些所谓的"决策树"(decision tree),从而帮助客户们分析他们所面对的各种选择,它们各自的利弊如何,日后成败的概率如何。保罗说:"如果有成千上万个选择需要做,我在去见做 CEO 的客户时,会告诉他怎么掌控这一系列复杂的决定,如何合理地配置资源,需要发展哪方面的技术,以及什么样的管理机制最有效。对我来说,定性定量两方面都不应有失偏颇,而且整个决策过程一定要严密,一定要让客户清楚他需要承担哪些风险,又会获得怎样的益处。"

原来医生也不知道

现在保罗 50 多岁了,他又高又瘦,满头红发。在患上多发性肌炎之前,他非常喜欢骑自行车,也经常做举重锻炼。保罗住在康涅狄格州一片森林的旁边,家里用的是烧柴火的炉子,柴火都是保罗自己去森林里面砍的，基本上每年要砍整整 8 捆。保罗跟我们说："生病之前我身体非常好。不过 2000 年夏天的时候，不知道什么原因，我的体重突然开始变轻，身体也变得虚弱，骑自行车的时候明显感到爬坡很困难。之前我从来没怎么生过病，所以我总是对自己说：'应该是最近压力比较大吧，刚刚离婚，又成天出差，所以才会疲惫，觉得虚弱。'当时真的非常辛苦。过了差不多一年，我才去见医生。"在接下来的一年里，保罗见过数不清的医生，进行了不计其数的血检、拍 X 光片、CT 扫描。虽然做了这么多检查，但是没有医生能够确诊。"最后，一个医生通过一项简单的血检——CPK 检查发现了真正的病因。原来我得的是多发性肌炎。"这是一种免疫系统失调症，免疫系统会去攻击人体肌肉，引发炎症，释放出一种叫作肌酸磷酸激酶的物质（简称 CPK）。保罗服用了一些能够抑制免疫系统对肌肉发动攻击的强效药，经过两年的治疗，他的多发性肌炎症状有所改善。

这次治病的经历完全改变了保罗的想法："在治病的过程中，我一直眼睁睁看着医生弄不清楚我到底得了什么病。结果，一个简单的验血就把什么都弄清楚了。我看过的许多知名专科医生都没有想到让我做这个检查。"保罗跟自己的全科医生关系不错，不过这么一来，他对整个医学界的信任或者说信心都大打折扣了："我虽然信奉理性主义，相信决策是一门科学，但是我依然是个怀疑论者，一个完完全全的苏格拉底式怀疑论者，凡事都想要弄个明白。"

这天深夜，保罗又敲击了几下键盘，把表格和图表都打印了出来，向负责治疗他多发性肌炎的风湿病专科医生预约了一次会诊。

可这位风湿科医生看了看图表上最近突增的白细胞数目，然后说："我觉得这并不说明什么问题。"

"但是现在的数据已经是在均值的标准差 2 倍以上了，"保罗回答道，"我知道现在的白细胞数目是在正常范围之内，不过这对我而言可不算正常。"

医生给保罗检查了身体，不过还是没有发现什么异常的地方，只好让他再去做之前的那项血液检查。第二天，医生告诉保罗，他的白细胞数目还是处在正常范围之内，不过数目又比昨天的要高一点。医生说："我觉得没问题。很可能只是病毒感染，所以白细胞数目才会上升那么一点。"

保罗告诉我们："我当然比这个医生要担心得多。所以，我当场要求他给我安排一个专门的血液科医生。我已经因为多发性肌炎跟病魔斗争了那么久，我再也不想碰到什么意料之外的情况了。"

血液科医生给保罗做了检查，也没有发现什么异常。之后，医生又抽取了保罗的血样涂在载玻片上，在显微镜下观察，终于给出了一个合理解释。保罗说："医生告诉我说，我得了慢性淋巴细胞白血病。我的免疫系统本来就有问题，患上这种白血病的概率很大；我又在服用那些细胞毒素类药物，这些药就算小剂量服用都会导致血液细胞发生变异。所以，经过那么多年的多发性肌炎治疗之后，我开始明白之前所做的那些医疗决定带来了怎样的后果。"

血液科医生向保罗解释说，慢性淋巴细胞白血病跟其他白血病不太一样，病情没有那么严重，可能很多年之内都很稳定，对他的生活没有什么影响。以现在的白细胞数目来看，医生建议他还是别做什么其他的治疗，以观察为主，毕竟现在也没有什么其他症状。

保罗听得很认真，但是心里还是惴惴不安。"我自己是一个佛教徒。我对于东方的思维方式很感兴趣，对于东方的医学也非常着迷。不过现在，我还是认为，如果想要痊愈得靠西药。可能之后我会调整我的疗法，有必要的话我会采取一些其他的医疗手段，不过那是以后要考虑的事情了。"

在互联网迷雾中寻找理性决策

从医院回到家之后，保罗立刻上网搜索。在工作中，保罗是一个战略规划师，现在，他准备用同样的方式来解决问题。他首先要搞清楚关于这种病的方方面面——病因是什么，症状是什么，病情会有哪些变化以及有哪些不同的治疗方法，在此基础上，他再想办法搞清楚会有怎样不同的治疗结果。

用卢斯的话来说，保罗是"警惕地做决定"这类人中的极端例子。就算保罗没有专门学医，但是这也不影响他钻研自己的病情。保罗告诉我们："经过治疗多发性肌炎之后，我觉得我对于治病是有概念的。而且我本身就是一个科学家，我知道该怎么进行科学研究，能够从数据中发现什么，以及数据有怎样的局限性。我知道互联网上的信息大多数都是垃圾。所以我决定从顶级的医学杂志入手，去找那些被医学界广泛认可的重要论文，而且论文的作者得是那些在知名医疗机构工作的专家。"

保罗发现，美国血液病学学会（American Society of Hematology）的研究资料最为丰富。这个学会的成员囊括了全美研究各种血液疾病的临床医生和实验科学家，主要的研究对象就包括了慢性淋巴细胞白血病（缩写为 CLL）。保罗仔细看完了几十份临床实验报告，研究了许多治疗方案，还特别留意了每一份研究报告中样本的多寡。保罗甚至用不同的方法重新计算了一些研究报告的相关数据。"通常情况下，这些研究的样本都比较小，所以仅凭这些报告你很难获得明确的结论，哪怕论文号称它们的数据是有意义的。我对于这些报告结果都是有保留意见的。"

前面一章里，我们提到朱莉会托熟人去寻找"一流医生中的一流"，保罗也是这样，他自己列了一个表，上面都是慢性淋巴细胞白血病领域最权威的专家。他先找到了各大肿瘤医院的医生名单，然后再按照他们在知名医学杂志上发表文章的多少进行筛选。最后，保罗确定了三家肿瘤医院，这三家医院的专家在慢性淋巴细胞白血病领域发表的重要论文最多。保罗认定，一些顶尖论文的作者来自于其中一家南方的肿瘤医院。他说："对于这些论文，我最喜欢的是作者会把各种不同研究的治疗方案和结果进行比较，用一种综合的方式，批判性地分析各种不同的治疗思路有什么优缺点。"

保罗只能算是少数派病人的代表。一份 2007 年的调查结果显示，只有少数病人会根据互联网上的信息去选择专科医生。碰巧的是，保罗的血液科医生虽然在康涅狄格州执业，但是他认识那家南方肿瘤医院同行的专家。保罗说："因为有熟人介绍，我最后才下定决心去南方听听那个医生的意见。"他跟朱莉很像，让他最终下定决心的其实还是自己医生的建议。

第二周，保罗动身去了南方的那家肿瘤医院。他回忆说："这家医院有一幢很大的楼，到处都是起重机，起码有 10 万名工作人员。我的直觉告诉我，这里是一座医学知识和专业技能的圣殿。"但是保罗长期以来从事的是战略规划师的工作，一直致力于贯彻理性决策的分析方法，所以他很早就知道对于所谓的"直觉"一定不能掉以轻心。保罗说："我对于这家肿瘤医院的管理真是叹为观止，等我到的时候，所有的检查安排都已经准备好了。我要在医院里面做三天的检查，什么时候该干什么都已经安排好了，一项问诊和检查之后马上就是另外一项问诊和检查。这种效率真是让人难以置信，让人觉得什么都井井有条，非常顺利。我对自己说，不错，这些人似乎知道应该怎么样去管理病人。不过从另一方面讲，这家医院实在是太大了，这让我有一点失望。差不多每时每刻都有几千名癌症病人在这家医院里面接受治疗。而且，当你穿过医院长长的走廊时，会看到那些奄奄一息的病人，那种感觉实在让人沮丧。"

然后，保罗在抽血室等着护士给自己抽血。

这个时候，一个穿着白大褂的胖乎乎的老太太用浓郁的南方口音招呼保罗说："嗨，亲爱的——你，坐那儿的那一个，对，就是你，红头发那个。到这儿来，亲爱的，坐我旁边，我们准备抽血啦。"

保罗告诉我们："这个老太太对我不错，其实就像这种很简单的经历，让我感到她是把我当作一个活生生的人来对待的。"其实朱莉在她肿瘤医生的办公室里面也有过类似的观察，这也正是她所说的"最好的体验"中很重要的一部分。保罗解释说："那个老太太没有简单粗暴地说，把你手放这里，'砰砰砰'抽好血，然后就叫我走了。她对我态度好，这是小事，但是这会让我对这家医院有个好印象。我不是说这家医院里面所有的人都会像她一样友善，不过打个比喻，如果说治疗是主菜的话，那么抽血的经历算是一道不错的开胃菜吧。"

第二天，保罗终于见到了医生。这位医生是慢性淋巴细胞白血病方面的专家，发表过无数临床实验报告以及对于本领域研究的各种评论文章。这位医生人到中年，身着浆洗过的白色大褂，工作台上摆着厚厚的一摞文件。保罗告诉我们："我很喜欢她的这种风格，公事公办。"

医生说："你这几天做的所有实验报告都在我这里，我实话实说——情况不太乐观。"

保罗大吃一惊："这是什么意思？确切点说。"

医生解释，通过对保罗白细胞异常情况的分析判断，她发现了好几个不祥的预兆，表明他的病情会向不好的方向发展。保罗现在没什么症状，但是病情很有可能会很快恶化，演变成绝症。

保罗追问这位大夫，希望她提供进一步的数据：恶化的可能性有多大，自己还有多少时间？根据病人年龄、性别、确诊早晚或者其他各种相关因素的不同，每个人的病情又会有多少区别？这些数据的可靠性又有多大？保罗告诉我们，这个专家没能给出什么确切的答案，很快结束了对谈。她只是说，现在能做的很有限，最多只是更加密切地留意白细胞数目的异常。这位专家答应，会跟保罗那位在康涅狄格州的血液科医生合作。

保罗告诉我们："我一开始还以为这次南方之旅只是为了获得更多的信息，没想到我得到的远远不止这些。"

保罗决定在治病这件事情上掌握主动权。他又开始去阅读科学文献，想要了解慢性白血病是怎样导致细胞发生基因突变的，而这些癌细胞将怎样快速增殖，侵入肝肾等重要脏器，进而损害器官的正常功能。同时，他继续定期检查白细胞数目，密切留意检查结果。正如医生所料，白细胞数目从 10 000 上升到了 20 000，很快又上升到了 30 000。保罗回忆说："虽然白细胞数目不断上升，但是我的血液科医生还是不断安慰我。他看起来一点都不着急。同时，我也没有感到有什么不适。"保罗在网上阅读过相关的材料，知道就算白细胞数目持续上升，一般也不需要治疗，毕竟现在对身体还没有什么伤害。又过了七个月，保罗去见医生时发现他现在的白细胞数目已经超过 50 000 了。

血液科医生说："你从这周就应该开始治疗了。"

保罗告诉我们："我本来是来医院例行检查，以为医生只会像之前一样检查我的白细胞数目，然后让我继续等待。没有人之前提示过我，说一旦白细胞数目超过某个阈值，就意味着我们已经越过了临界点。原来这个临界点就在我的医生心里，我都不知道有这么一回事[21]。我当时根本没有任何心理准备。我刚刚结了婚，正准备同太太去度假。"保罗说："当时医生的话真是让我大吃一惊。不过说到意外，这才只是之后一连串意外的开始而已。"

保罗问医生："为什么你偏偏说是现在开始治疗？具体什么是应该

治疗的标准？"他这么问，其实是想知道医生这么判断的背后是否有非常明确的逻辑，是否有能够让人信服的数据支持。

医生回答："根据我的感觉，如果你的白细胞数目快速翻倍，超过了 45 000，那么最好就应该立刻开始治疗。"

对于这样一个非常不精确的回答，保罗感到很生气："我的感觉是，医生帮我拍了板，我根本没有选择的余地。当然，我也可以拒绝医生的建议，不去进行化疗。但是然后呢？医生当时对我说：'你需要做以下几件事情，顺便跟你说一声，三天之后我们就要开始治疗了。'最让我揪心的是，他们做决定的那一套规则我完全不能认同。这么说还算客气。他们做决定的时候，我根本都不知道他们要做这个决定，实际上就是这样。我非常反感这种方式。我这一辈子都在研究人应该怎么做决定，我希望有人事先能够提醒我，告诉我 '你现在已经快要进入危险期了，我觉得我们可能得开始治疗了'，而不是像现在这样 '你还有三天时间，之后我们就要对你化疗了'。我都还不了解这对自己意味着什么。我在网上看到了很多恐怖的故事，很多人写博客说化疗有这样那样的副作用，会掉头发，整天恶心想吐，甚至会大出血。这些故事对我的触动很大。"

保罗在网上做过研究，知道不同肿瘤医院喜欢采用的治疗方案不尽相同。直到这个时候，保罗还是认为治疗情况在自己的掌控之中，也以为自己很清楚具体的治疗计划——以观察为主，暂时无须治疗。不过，现在这个计划一下子土崩瓦解了，这让保罗感到手足无措。血液科医生解释说："你之前不是去南方的肿瘤医院做过检查么，现在我正准备采用他们建议的那种治疗方案。"医生递给保罗厚厚的一叠纸，上面是开给他的药，以及每种药的所有相关信息。保罗说："我知道这是一套最佳治疗方案，我之前看过。"这个时候，保罗似乎又感到主动权回到了自己手里。

医患共同决策的 6 个前提

接下来，保罗接受了几个疗程的治疗，大约过了 6 个月的时间，他的白血病病情稳定了下来。不过就在此时，医生之前的话应验了，癌细胞忽然间开始变得更加活跃，而化疗对于来势汹汹的癌细胞攻势而言根本没有效果。南方肿瘤医院的专家建议保罗进行骨髓移植术。所谓骨髓移植，就是找到一个骨髓跟保罗相匹配的人，一般来说都是保罗的亲人。医生将通过大量的化疗和放疗来将保罗骨髓中的癌细胞完全清除，然后将捐献者的干细胞移植到保罗的骨髓内，与他自身的骨髓融合。这本质上是一次医学重生，因为医生已经对病人施用毒药，之后又用最基本的干细胞拯救他：干细胞会逐渐生长，分化形成各种血细胞。

保罗说："医生提出骨髓移植方案的时候，听起来似乎就这么定了，不过我认为其实这只是一个伪决定。当他们问我是不是想要进行骨髓移植的时候，我说：'还有没有其他的选择？'他们回答说：'你必须得进行骨髓移植。'所以，其实那个决定就像是：'你到底是要骨髓移植呢，还是准备等死？'实质上我根本没有其他选择，根本没什么决策分析图表。我只能在移植和等死两者之间选一个。"

于是，保罗又回到了南方那家肿瘤医院。他办理了住院手续，开始为骨髓移植进行各种烦琐的准备工作。保罗说："他们想让病人感到自己对于治疗还是有控制权的，可我认为这不过是镜花水月罢了。至少有几百个决定是背着我偷偷做出来的。"保罗第一次到这家医院看门诊的时候，医院将治疗流程一项一项都打印了出来，检查和问诊之间安排得非常流畅，不需要等待；现在，保罗变成了一个住院病人，他发现自己落入了一个没有人情味的大型机构的手里。"忽然之间就会有一个人过来把我带走去拍 X 光片，而事前我根本不知道会有这项检查。有一次，他们在下午重复进行了血检，我根本不知道居然又会被扎一次针。还有一次，他们做了个决定，简直快把我给气死了。他们拍脑袋说我需要静脉注射，结果一天 24 个小时我都在输液，每天早上 10 点钟他们都准时帮我换新的药水。结果我体重越来越重，可输液也一直没有停。从来都没有人过问过。可以说，一旦做了某个决定，基本上就开弓没有回头箭了。我重了将近 7 千克，基本上都是输液导致的，这才是刚住进医院一周的时间。"保罗询问治疗团队里面一个年轻的医生，输那么多液是不是真的有必要。

医生回答保罗说："这就是我们医院的治疗方式。"

保罗说："输液，看起来不过是一个微不足道的决定，但是给我的生活带来了很大的负面影响。"保罗的小腿和大腿都肿了起来，小腹也肿了。"我就是这套冥顽不灵的治疗方式的受害者。他们想让病人以为你还是有一些主动权的，但是等你住进了医院，又用了这种治疗方式，你就什么控制权也没有了。"

几天之后，血液病专家过来看保罗，还带了一份知情同意书让保罗签字。文件上面罗列了需要进行骨髓移植的原因，上面还列出了进行这台手术可能会出现的副作用。"这非常虚伪，病人和医生之间这种你来我往的形式，让你以为决定是理性的，但是实际上根本就不是那么回事儿。"

保罗解释说："我在做战略规划的时候所使用的那套原则在治病的时候根本就不适用。"保罗告诉我们，如果采用给企业客户做战略规划时的理性分析思路来做医疗决定的话，那么必须遵循以下 6 个前提：首先，大家对这种疾病的方方面面都很了解；其次，所有的信息都应该是公开的，也都应该被加以考虑；第三，医患双方目标统一，并且以明文规定；第四，各种解决方案和治疗方式都被认真考虑过；第五，大家都非常清楚各种治疗方式可能带来的后果；第六，每种治疗方法都应该能用一个客观的标准来评价。

但是最有问题的就是第六点。"在做战略规划的时候，你总是能够客观评估某一项结果，一般是以金钱的形式。如果我们要去评估甲乙丙三个方案，分别代表公司的一种发展道路，那么想要做最佳选择就必须看哪一个方案最后的现金回报最大。也就是说，每一个方案都是按照同样的客观标准加以评价的，即金钱。"但是，当医生向保罗提出要进行骨髓移植手术的时候，保罗发现生意场上的这些前提根本就派不上用场。因为你根本没有办法客观地评价各种不同的结果。

保罗告诉我们："在临床医学这个领域基本没有清晰度可言，我觉得不确定性特别高。在这方面，你基本上没有办法做什么理性决定。医生总喜欢装出一副权威的样子，在我看来就是给自己贴上'理性的标签'，他们总是表现得很有能力来解决病人的问题。对于医生来说，如果拿不定主意肯定不是好现象，如果被病人看出来那结果肯定更糟糕。我脑子里有一大堆跟不确定性相关的同义词：不清楚，有疑问，不可靠，变化无常，变幻多端，举棋不定，有争议，模糊，定义不清楚。我的意思是说，你肯定不希望你的医生有我刚才提到的某种特点吧？所以我在想，很有可能病情确实存在很高的不确定性，不过医生故意装出一副胸有成竹的样子，好显得自己是非常理性的。"

人们的抗挫能力要比想象中的强

骨髓移植手术的一项主要风险是排异反应。当捐献者的骨髓被移植到宿主的身体之后，骨髓会认为宿主的身体组织是异质的。于是，新移植的血细胞会攻击宿主的皮肤、肠道、肝脏以及其他器官。保罗一开始就知道，捐献者的细胞可能会攻击伤害自己的身体。知情同意书上明确写道，他的皮肤可能会严重发炎甚至会脱皮，可能会患上重度腹泻，还可能因肝功能衰竭陷入昏迷当中。但是，这种排异反应，也就是移植细胞的攻击，可以通过一些强效药物来部分地进行控制，但这些药物也可能会产生一定的毒性。

保罗反问："如果我没有亲身体验过排异反应，我又怎么知道它到底是怎么回事呢？所以我就在想，我到底应该怎么评估呢？我怎么评估这种反应的严重程度，以及对于我个人生活质量的影响呢？他们告诉我，我有 50% 的可能性会产生这种反应，10% 的可能性肝功能受影响，40% 的可能性肠道功能受影响，30% 的可能性皮肤受影响。但是我根本没有办法去理解这些数据的真正含义。"

保罗指出，金钱其实是一个客观的标准，但是在医疗决策中，根本就没有客观标准去评价排异反应，不仅现在没有，以后也没有。"我之所以说以后，是因为皮肤、肝功能或者肠道毒性之类的并发症其实并不是一成不变的体验。"

保罗最后还是接受了骨髓移植术。手术本身还是很成功的，但他还是出现了排异反应。对于评估个人健康状况"效用"的三种方法，保罗还是比较熟悉的——0 到 100 的刻度评估、时间权衡以及标准化博弈。但是他很赞同许多研究者的观点：**没有任何一种方法能够准确评估患病之后不断变化的情况**。"有时候病情会好转，有时候又会恶化。我会按时服药，病情也总是起起伏伏。当然，我也不得不承受这些药物带来的各种副作用。有时候副作用比较轻微，有时候副作用又比较剧烈。我总是想吐，浑身疲惫，没有食欲。所以，就算我置身事外，了解骨髓移植和排异反应的实际危害，我估计还是没有办法做出真正理性的决定——这跟经济学不一样，一般人真的做不到这一点。"

对比效应

许多研究都指出，想象的生活质量和实际的生活质量两者之间的差别非常大。一项著名研究比较了两组人群的生活状态：那些忽然中了彩票大奖的人以及瘫痪的车祸受害者。正如你所预料，这两组人对于境遇的感知真是天壤之别，彩票大奖得主因为好运气兴奋不已，而车祸受害者则因为丧失行动能力感到十分压抑。

尽管这两组人之间的快乐程度有着天壤之别，但是两年之后，他们都跟控制组人群的快乐程度差不多。对于这项让人吃惊的发现，一般有两种解释。首先是"对比效应"。我们一般会把自己当前的境遇跟最近的境遇加以比较。一个周二还没什么钱的人忽然在周三中了巨奖，这种金钱上的暴发会让他感受到巨大的反差。同样，一个周六晚上还在跳舞的人在回家路上被醉酒驾驶的司机撞了，周日早上在医院醒来，发现腿脚不听使唤，当然会感到瘫痪是无法承受的意外。但是随着时间的推移，彩票大奖得主会逐渐发现，买新车或者到异国旅行已经不像刚刚中奖那会儿一样让自己异常兴奋了。而车祸受害人则会按照与之前相反的方式去体验之后的生活。参加家庭的重要活动，比方说孩子的婚礼，或者在轮椅马拉松比赛中参赛都会是一种快乐的体验。

同样的道理，许多心理学研究发现，**人们往往低估了自己适应新环境和新情况的能力。**很多健康的人会把遭遇某种医疗问题后生活的"效用"或者"价值"低估，但是真正有这些问题的人却远没有那么悲观。

比方说，健全的人会认为失明是非常糟糕的事情，但是失明几年之后的盲人却认为情况没有健全的人想的那么坏。这对那些在肠道造口术后无法控制排便的人也一样。许多健全人觉得这些结果非常可怕，所以给它们的"效用"或者"价值"打了非常低的分数，但是那些需要承受这些结果的人却觉得生活比前者所想的好多了。**人们的适应能力其实是很强的，我们总能够在生活中发现"价值"，总有未爆发的抗挫潜力。**

保罗告诉我们："我觉得，跟最开始健康的生活相比，我现在的生活质量肯定下降了很多。但是你知道么，每天早上醒过来之后，我都非常感恩。其实现在也不错。我现在还能够做一些事情，这让我感觉非常好。当我以前很健康的时候，可能会说我绝不要按照现在的方式生活。不过对现在的我来说，生命仍然是一个奇迹啊！"

YOUR MEDICAL MIND
医生与患者的谏言

- 医生应该在考虑了疾病的各方面、治疗的副作用和各种解决方案后做决定，并让病人也了解，不懂之处，病人会去查的。
- 医学的不确定性决定了医疗决策不像商业规划那样理性和客观，要允许有副作用出现的风险。
- 若双方确立了"医患关系"，请给予对方必要的"信任"。
- 将就医本身看作生活状态的重要部分，要知道它没有那么可怕，你会比想象中更能适应它。

焦不急
生命关怀志愿者

生病，可以测试一个人对于生命的态度。因为看病的过程，就是一系列选择的
过程。在这个充满了高度不确定性的过程中，每一个选择都危机四伏、纠结万分，
关乎你和你的亲人的生命质量，需要你立即提高你的智商、情商和医商。在如
此复杂的医疗环境中，不提高这样的反脆弱能力，你就是在放弃生命。

08

怎样选择告别
人生的姿态

YOUR
MEDICAL
MIND

玛丽 **姓名** 　　　**姓名** 露丝

女 **性别** 　　　**性别** 女

图书管理员 **职业** 　　　**职业** 家庭主妇

74 岁 **年龄** 　　　**年龄** 74 岁

症状及病史： 　　　**症状及病史：**

胆管癌复发、癌细胞扩散，脓肿扩大，　　心脏直视术后伤口感染，骨髓炎，有乳腺
出现并发症　　　　　　　　　　癌病史

处理方式： 　　　**处理方式：**

抗生素治疗、引流，立下保守治疗的生前　　进行手术，病危时气管插管，心脏除颤
预嘱

就医中的困惑： 　　　**就医中的困惑：**

治疗过程中变更预立医疗自主计划，使其　　拒绝侵入性治疗，让其亲人感到无所适从
亲人不知该持何种立场

胆管癌
Bile duct carcinoma

脓毒症
Sepsis

通常情况下，医生和家属为避免刺激病人，即使病人生命垂危，他们也不会跟病人坦诚沟通。不论继续治疗还是放弃，医生或家属在做出决定之前都不会征求病人的意见。1983 年，美国总统委员会发布了一份具有里程碑意义的报告《决定放弃生命维持治疗》（*Deciding to Forgo Life-sustaining Treatment*）。这份报告极力主张医护工作者坦率地跟病人就心肺复苏、插管等具有侵入性的生命维持手段进行沟通。预设医疗指示，又称"生前预嘱"得到了广泛的运用。在这种机制下，病人能够提前表明自己的倾向。这份报告提出，在病人丧失了判断能力，无法自己做决定的情况下，病人家属或者朋友应该担任病人的代理人。这份报告非常强调生前预嘱的重要性，认为当患者面临复杂的、压力巨大的关于强化治疗的决定时，可通过明确患者的生前意愿解决。然而，许多后续研究却对依赖生前预嘱的做法提出了质疑。

生前预嘱并不是一成不变的

玛丽·奎因对于自己的葬礼安排得非常细致，就连入殓时的寿服都已经计划好了。玛丽是一名图书管理员，生活在威斯康星州。64 岁那年，医生告诉她，她只剩下 3~6 个月的生命了——这是 10 年之前的事情。当时的诊断结果显示，她罹患了胆管癌，而这种肿瘤靠放疗或者化疗很难治愈。玛丽中等身材，体型消瘦，有着一双明亮闪烁的蓝色眼睛，满头的金发正逐渐变得灰白。她从来没有患过重病。她的父母是爱尔兰移民，第一次世界大战之后逃难来到美国。玛丽和她的丈夫从高中的时候就相知相恋，后来在她的丈夫服兵役平安归来之后，他们俩就结了婚，他们两人育有一子三女。玛丽一切以家庭为重，家里的事由她说了算，日常持家、子女教育也都是她在管。她在镇上的图书馆工作，特别喜欢帮助年轻人寻找好书，她认为书能够给年轻人讲他们听得进去的道理。她是一个虔诚的基督徒，每个周日一定会去教堂做礼拜，每周四晚上还会到教会去准备和分发救济穷人的免费晚餐。

她的女儿狄亚卓告诉我们："我的母亲打心底里是一个乐天派。就算房子着了火，我妈妈也会说：'哈哈，今年冬天我们可暖和了。'"

在确诊胆管癌的绝症之后，玛丽正式跟家里人说，自己已经准备好迎接死神的来临了。"我这辈子过得很幸福，"她说，"生老病死本是自然规律，每个人迟早都会面对那一天。"但是狄亚卓坚持要求母亲再去看其他的医生，于是她带着母亲来到另外一家肿瘤医院，那边的医生提出可以给玛丽采用一种实验性疗法。之后玛丽接受了一次手术，切除了胆管周围的部分肿瘤，放置了一个导管，这样医生就可以直接对剩下的那些肿瘤进行化疗了。

狄亚卓告诉我们："奇迹居然发生了。"剩下的肿瘤一下子变得很小。在接下来的 8 年里，肿瘤虽然没有完全消失，但是也没有继续扩散。做完治疗之后，玛丽从镇上的图书馆退休，但她的生活甚至比工作时更加忙碌。她去了一个当地的公立学校当志愿者，参与他们一个阅读的项目，还把更多的时间放在了照顾自己的孙辈上，以帮助几个女儿减轻家庭的负担。

不过 8 年之后，一度缓解的病情再次复发，玛丽又病倒了。一开始，她只是右半身感到些许不适，然后就是发热。医生帮玛丽进行了血检，还做了几次扫描。扫描结果显示，她的肝区显影发生了变化。医生发现玛丽的肝脏上面新出现了好几个细小的椭圆形区域，看上去像是脓肿。

玛丽住进了医院，开始静脉注射抗生素来进行治疗。一开始，注射抗生素的疗法似乎改善了她的症状：她的发热状况减轻，精力也有所改善。于是玛丽便出院了。不过几个月之后，发热和疲惫感卷土重来。再次检查，医生在她的肝脏上发现了更多的椭圆形区域，看上去已经连成了一片。在接下来的 5 个月里，玛丽又住了两次医院接受抗生素静脉注射。狄亚卓告诉我们，玛丽出院时的身体状况一次不如一次，因此她只能放弃了公立学校的志愿者工作，也没有办法继续站在教堂施粥了。现在，玛丽连阅读的力气都没有了，大部分时间都卧床打盹。玛丽的生活空间越来越小，但她仍然是一家之主，毫不含糊地指挥着狄亚卓和其他姊妹。

狄亚卓回忆说："妈妈总是提醒我们所有人，她不想逞能。如果时间到了，她已经准备好了迎接死神的到来。她希望能够回到家里，有尊严地等待那个时刻。"

当玛丽第四次入院之后，静脉注射抗生素再也不能缓解她的发热症状，对于肝脏上的脓肿也不再有效。医生建议她进行引流术，将针头插入感染的脓肿区域，将脓液吸出来。玛丽同意了。一开始，引流术似乎很成功，她发热的症状得到了缓解。不过回到家几周之后，玛丽又开始发热，再一次住院。扫描显示她的肝脏脓肿又变大了。医生还在她的肝脏上看到了深色的区域，他们称为"阴影"。医生不敢确定这些阴影到底是扩散开的肿瘤还是感染——也有可能是两者兼而有之。医护人员又做了一次引流，术后玛丽回到了家中。

这个时候，玛丽基本上整天卧床休息，她常常捧起自己最喜欢的小说，可看了一两页之后就睡着了。狄亚卓回忆说："在我们看来，妈妈的生活质量下降了很多，不过，生活中的点点滴滴都会让她感到活着真好。"狄亚卓告诉我们，有一次她做了蓝莓松饼，趁热送给了她妈妈。狄亚卓说："她就咬了那么一小口，整个脸色都明媚起来。妈妈说：'啧啧，松饼——你看你看，上面那么多蓝莓，多么好的蓝莓啊！'就像是我画了《蒙娜丽莎》，吃个松饼都让她感到无比幸福。"

这一次，玛丽在家里只住了不到一个月的时间，之后她又一次被送进了医院。一天晚上，狄亚卓到医院探望她，坐在病榻旁边，从她最喜欢的小说中抽出一本，大声地朗读了一整页。听着听着，玛丽又睡着了。狄亚卓叹了口气，合上了书。

几分钟之后，玛丽醒了过来。狄亚卓问："妈妈，情况变得越来越糟，您打算怎么办？"

玛丽回答说："我要一直治疗下去，我打算去抗争。"

狄亚卓告诉我们说："当时我们都吃了一惊，她把我们都搞糊涂了。"原来，家人都以为玛丽可能会像之前那样，下定决心不再接受更多的治疗了。狄亚卓说："但是她一下子又燃起了跟病魔斗争的熊熊斗志，而且说得斩钉截铁。看起来她并没有糊涂，也不是因为吃了什么药物让她改变了之前的想法。"

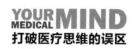

1995 年，在一项全美调查中，一些研究人员公布了一份调查报告《病人对预后与治疗结果的偏好及治疗风险研究》

（缩略语为 SUPPORT）①。之前曾经有各种方法来试图提高患者临终前医疗决定的质量，降低痛苦地死亡的病人人数——很多人病逝于重症监护室，临终时还用着呼吸机。这次研究的主要目的是准确评估各种方法的效果。此次调查涉及超过 5 000 名病人，他们身患各种绝症：有的人癌细胞已经广泛扩散，同时伴有呼吸衰竭；有的人出现严重的脓毒症，伴随肝肾等多重器官衰竭；有的人深度昏迷；有的人患有肺气肿等慢性肺病；有的人患有充血性心力衰竭；还有的人则患有肝硬化。

　　研究人员将患者随机分成干预组与对照组。对照组的病人接受常规治疗，而干预组的患者除了在接受常规治疗之外，还另外配备了一位有经验的护士。这位护士负责向医生和患者提供"及时而可靠"的信息，帮助他们理解病情将会如何发展以及患者的预期寿命是怎样的。护士同时还会帮忙跟患者及其家属沟通，了解他们是否还想继续接受治疗。在报告中，研究人员强调，这些护士进行了"长时间的讨论，安排了许多会面，提供了各种信息，协助填写了很多表格，为了帮助患者和其家属获得充分的信息，与最清楚情况的医生紧密合作，护士可以说是能够想到的都做到了"。

　　但是这项研究的结果让人非常失望。虽然有资深护士的深度参与，但是患者临终关怀的质量并没有提高。特别值得一提的是，一些关键的变量，例如患者住在重症监护室的时间、昏迷的时间、使用呼吸机的时间，以及临终前承受的痛苦，干预组和对照组之间完全一样。此外，研究人员得出结论，生前预嘱并不能有效地改善患者和家属临终医疗决定的质量。

那么，究竟是什么因素导致了干预的失败呢？在"SUPPORT"项

---

① "SOPPORT"的全称为 *Study to Understand Prognoses and Preferences for Outcomes and Risks of Treatment*。——译者注

目结束后的几年时间里，很多后续研究发现，生前预嘱没有实现预期的效果，部分的原因是因为病人对于治疗的预期会在整个治病过程中不断变化。玛丽前后的想法不一样，其实是非常普遍的情况。

耶鲁大学的特里·弗里德（Terri Fried）博士是生前预嘱方面的专家。他对 189 名患者进行了为期两年的调查，记录下了他们的想法是怎样发生变化的。跟"SUPPORT"调查一样，这些患者也出现了弥留之际的常见病情：心衰、肿瘤还有肺气肿等慢性肺病。虽然其中许多人在过去一年里一直住院治疗，有些人甚至一直住在重症监护室，但多数病人还是认为自己当前的生命质量还算不错。实验人员与这些病人进行了大量的访谈，询问他们是否愿意接受插管、使用呼吸机或者采取一些有可能导致他们卧床不起甚至是丧失重要认知能力的治疗手段。

近半数的病人在不同的访谈中给出了不同的答案。两年之内，许多病情不断恶化的病人改变了自己的想法，而就连那些病情稳定的病人给出的答案也发生了变化。不论病人是否留下了生前预嘱，这对他们是否会改变最初关于治疗方法的想法没有任何影响。

关于这一点，加州大学旧金山分校的丽贝卡·苏杜尔（Rebecca L. Sudore）博士跟弗里德博士一起，在 2010 年《内科学年鉴》（*Annals of Internal Medicine*）上发表文章写道，所谓的预立医疗自主计划中的"计划"必须重新定义才行。文章说："传统上，'预立医疗自主计划'基本上是要求病人在病情恶化之前就为自己做出医疗决定，这样医生才有办法根据病人自己的意愿进行治疗。"但是这些生前预嘱"往往无法帮助医生和病人的代理人获知病人当下的意愿偏好"。那些生前预嘱的目标，从传统上来说，就是为了让医生和家庭成员能够遵从病人之前的愿望，不过这个目标"从根本上来说就有漏洞"。穆瑞尔·季立科（Muriel

Gillick）博士是哈佛医学院的老年病学家，研究临终关怀。他在《新英格兰医学杂志》上撰文指出："关于病人的生前预嘱，尽管人们从制度建构、立法和学理研究方面已经做过了大量的工作，但是医学伦理学家、医疗服务研究者以及临终关怀医生三者之间还是达成了一个共识，即生前预嘱是一个彻底的失败。"

就像玛丽一样，病人的想法经常跟自己之前的生前预嘱不一样。究其原因，是因为他们不清楚自己从健康到生病、从生病到病情恶化整个过程中自己的想法会发生什么变化，自己能够承受的底线又在哪里。丽贝卡和特里就曾经指出："人们总是无法正确预测在将来到底想要些什么，因为他们无法知道未来的医疗、情绪和社会情况。"

那么，为什么我们在健康的时候想要估计未来困难时期的情况是如此之困难呢？丽贝卡和弗里德博士认为："人们会改变自己的想法，其中一个主要的因素就是人类的适应性。病人往往会觉得自己以后无法面对病残的情况，这个时候会表达自己以后不愿接受侵入性治疗的愿望。但是，等到病人真的到了之前设想的那种程度，他们往往愿意接受难以忍受的治疗方式，哪怕疗效相当有限。"

决策背后的心理学
YOUR MEDICAL MIND

聚焦主义

除了对自身适应能力的低估，还有两个认知因素会影响病人的决定。首要因素是"聚焦主义"（focalism），即病人将绝大部分注意力放在了疾病对生活的改变上，事实上绝大部分的生活并没有发生改变，生活中的乐趣还有很多。

玛丽一开始以为，如果自己只能卧床不起的话，那么生命就没有延续下去的必要了。确实，当玛丽病倒以后，她的生活质量在健康的家人眼中确实很低，似乎没有必要撑下去了。不过玛丽却发现她能够从生活的极小细节中找到莫大的快乐，比方说，自己疼爱的女儿端过来自己最喜欢吃的热乎乎的蓝莓松饼。所以玛丽想要继续生活下去，虽然之前她以为自己不会想要这样的生活。

决策背后的心理学
YOUR MEDICAL MIND

缓冲效应

第二个认知因素，我们称为"缓冲效应"（buffering）。人们常常忽略自身的应急机制能够缓冲情绪上的巨大痛苦。这是因为人类的这种应急机制更多的是潜意识中的作用。不承认现实、想办法自圆其说、幽默、理性思考、划清界限，这些都是人类的应急机制，帮助我们在生病的时候觉得人生不那么苦短，甚至会有片刻的欢愉。

即使病情持续恶化，人们还是会有继续生存下去的意志。这种意志非常非常强大。

玛丽的高烧持续不退。再一次的扫描显示她肝部的脓肿变大了，脓肿壁变厚了，脓肿中心的"阴影"也变多了。住院医生给狄亚卓和她的家人看了 X 光片。狄亚卓问这位住院医生，有没有可能这是一个生长中的肿瘤，而不仅仅只是感染。医生回答道："我们真的不知道。"

玛丽开始治疗后的第二天傍晚，一位住院医生来病房看她。所谓的住院医生主要负责收治住院病人的工作，在过去的几年中，越来越多的病人由他们来照料。这位 30 岁刚出头的住院医生过来时，狄亚卓和她父亲正陪在玛丽的病榻旁。"奎因夫人，你今天感觉怎么样？"她问道。

玛丽回答她："感觉不怎么好，医生。"

"非常遗憾。我们正在试着治疗你的感染，但是好像没什么效果，"医生说，"我们想知道你还愿意接受多少治疗。"

狄亚卓的父亲扭过脸去。狄亚卓看到他的眼里噙着泪水。

"为什么你们治不好我的感染？"玛丽问道。

医生解释说，由于玛丽在过去的几个月里使用了多种不同的抗生素，现在抗生素对她已经不起作用了。她继续解释道，他们也不知道现在给她用的新抗生素能不能见效，因为病毒已经发生了变化，可能已经产生了抗药性。此外，抗生素可能也到达不了产生脓肿的区域。

玛丽静静地听着，然后问道："你们能不能对脓肿的区域做引流？之前这么做是有效的。"

医生回答她："是的，我们可以试一试，但是可能效果不会好。从扫描结果来看，好像肿瘤又开始生长了。"

玛丽的表情严肃而坚定。她直视这位医生，说道："我想要继续治疗。"

"好的，那我们继续。"医生说。

狄亚卓告诉我们："妈妈做的所有事情好像跟她之前告诉我们的完全相反。"对于玛丽的这种转变，全家都感到迷惑不解。"她以前说她不想采取冒险的治疗，她想要有尊严地面对死亡，希望能在家里度过她最后的日子，而不是在医院里。可是现在，她想要接受越来越多的治疗，打再多针也没关系。"

就在玛丽告诉住院医生她想要继续治疗后的第二天早晨，她的肿瘤医生过来看了她。这位医生在过去几年一直给她看病，跟她的家人也非常熟悉了。他和玛丽非常投缘。

"这本小说怎么样？"肿瘤医生随手拿起她床头柜上的一本书，"这本书的评价非常棒哦。"

玛丽回答他说："我太累了，看不动。不过我希望回家以后能把它看完。"

狄亚卓坐在她妈妈的床头。玛丽转向女儿，说道："别忘了下周是肖恩的生日。狄儿，把那本我们说过的书带给他。他想要奶奶的这份礼物呢。"狄亚卓答应了她。

肿瘤医生说："玛丽，我听说你在考虑你的治疗方案，现在应该怎么办？"跟许多其他的肿瘤医生一样，他受过临终关怀专家所谓的"对话"训练，懂得怎样既委婉又清楚地让病人明白他们现在的处境，表达他们的意愿。

"玛丽，我知道你说过你现在想要继续用抗生素治疗。"

玛丽点点头："是的。"

"我理解你的想法。但是如果情况有变，比方说你陷入了昏迷，你希望我们继续帮你维持生命吗？"

玛丽并没有立刻回答。她的目光转向了狄亚卓，然后又回到了肿瘤医生身上。

"不，我不想那样。"

"如果你不能自主呼吸的话，你愿不愿意我们给你用呼吸机？"

玛丽摇摇头："不要。"

"到了那个时候，你希望我们把重点放在让你舒服上，确保你不会痛苦，就像你以前跟我说的那样——有尊严的？"

玛丽的眼睛噙满了泪水。狄亚卓站起来，从旁边的桌子上拿来了一盒纸巾，给她妈妈擦去了眼泪。

玛丽说："我想活下去。我希望你能继续试着消灭这些感染。"

"我明白。我们会尽力的。"肿瘤医生安慰她。

放手也是种爱

狄亚卓跟肿瘤医生一起走到了外面走廊里玛丽听不到的地方。狄亚卓说："我真的不相信她想要继续治疗下去。"玛丽的治疗团队提议说不要再对最大的脓肿进行引流了，他们想要做一下活检，看看在她的肝损伤中到底有多少是肿瘤造成的。"你觉得她应该这么做吗？"狄亚卓问道。

肿瘤医生回答她："我觉得她应该这么做，这样我们才能清楚地了解状况。如果肿瘤广泛地再生，这能帮助我们判断是否应该继续治疗。我明天会再过来一次，我们到时候再讨论。"

肿瘤医生走后不久，肠胃科的医生便过来签署进行活检的术前知情同意书。可他怔住了，他看到玛丽的表格被揉成一团，扔在了病床旁边。狄亚卓说："你们要知道，我妈妈做了 40 年的图书管理员。她是一个了不起的女人。"医生点点头。"她抚育了四个子女，三个女儿和一个儿子，"狄亚卓继续说道，"她现在有七个孙辈，其中一个下周就要过生日了。"

狄亚卓告诉我们："我就是想让人们知道她这个人也是有人情味的。她是我妈妈，一个活生生的人，而不只是一个病人。事实往往不是这样，病人们被绑在各种机器上，医生和护士都只是在例行公事。"

这位年轻的医生拿到了玛丽签字同意的表格，然后离开了病房。不久之后，一个病历管理员来到了病房。玛丽正在睡觉，所以她跟狄亚卓到大厅里去讲话。这位管理员告诉狄亚卓："我正在安排奎因夫人转去康复机构。"

狄亚卓无比震惊。从来没有人提过要让玛丽出院，转到另外一家机构去。狄亚卓告诉她说："我妈妈不想去康复机构。我们想带妈妈回家。"狄亚卓告诉我们，这位管理员冷漠地说："哦，你在家是绝对没法照料她的。"狄亚卓回答说："好吧，我们会想出办法的。"

"妈妈早就告诉过我爸爸说她生命的最后一段时光想在家里度过，"狄亚卓回忆说，"如果我们告诉她要带她去康复中心，她会比现在还要难过。所以我们当时决定暂时不提这件事情。"

在病例管理员通知他们说玛丽要转去康复机构之后半个小时，负责运送患者的人就到了。他说："嘿，奎因夫人，我是过来带你下楼做活检的。"

狄亚卓告诉我们："那天，我觉得一切事情都背离了常理。所有发生的事情我们之前都不知情，而且我们完全不知道是谁在负责这些事情。好像所有的决定都是自动生成的。"

狄亚卓还告诉了我们另外一件她观察到的事情："医院俨然是一个庞大的官僚机构。你就像被旋风刮着走一样，这简直不可思议。有时候，我的感觉就是：'这儿发生什么了？'还有很多时候，由于缺乏有效的沟通，感觉一切都不由你掌控。"

玛丽被带去了做活检的治疗室。医生给她服用了少量的镇静剂，她很快便睡着了。肝病专家清理了她的皮肤，然后通过超声波的引导，把一根针插入了比较大的肋间间隙。几乎在同一瞬间，玛丽开始呼吸急促。医生迅速把氧气面罩戴上，然后听了听她的心脏和肺部。她呼吸困难的原因很快就查清楚了：医生在穿刺时压迫到了她右侧的肺。虽然这种情况不常见，但这也是活检术一项已知的风险。

肝病专家查看了玛丽的要求，没有"不要插管"这条预嘱。医生呼叫了紧急救援团队——住院医生迅速赶到。他们给玛丽做了气管插管。一位外科医生在她的肋骨之间切开一道口并插入了一根胸管，以便她的肺能够重新扩张。玛丽跟随他们匆匆忙忙地去了重症监护室。

狄亚卓、她的父亲和她的姐姐们在重症监护室旁的家属休息室里一宿没有睡觉。护士告诉他们，玛丽从肺不张那时候开始就一直处于昏迷状态，他们也不清楚为什么她没有清醒过来。午后不久，肿瘤医生过来了。他告诉玛丽的家人，肝活检显示癌细胞已大范围扩散。

"出现这样的并发症，我非常遗憾，"肿瘤医生说，"但是我觉得活检术非常重要，还是很值得做的。现在我们清楚情况到底是怎样的了。"

狄亚卓告诉我们，她父亲听完以后简直要"瘫在地上"了。虽然他是玛丽的医疗代理人，但是他悲痛欲绝，甚至一句话也说不出来。他不能就这样眼睁睁看着自己的妻子死去。"这对爸爸而言太难了，"狄亚卓说，"所以我让哥哥先带他回家去。我们让他别太担心，我们几个姐妹会陪着妈妈。"狄亚卓的一个姐姐去车里拿来了小时候玛丽送她的念珠，另外一个姐姐则带来了玛丽给她绣的手帕，在姐姐成长的这些年里一直都随身带着这块手帕。

狄亚卓说："以前的时候非常好玩。那时我们都坐在那儿陪着妈妈，就好像我们又都回到了小学时候那样。我的一个姐姐开始拿着念珠念念有词，另外一个姐姐则紧握着那块手帕。我们都是在同一个环境下长大的，住同一个房间，形影不离。"

"我们都决定停掉她的呼吸机。我们已经知道她的癌症又复发了，而且非常严重，她自己也已经神志不清了。多亏了肿瘤医生告诉我们，我们现在很清楚情况是什么样的。"狄亚卓告诉我们。

给玛丽停掉呼吸机的时候，她依然处于昏迷状态。不到一分钟的时间，她开始喘气，挣扎着想要呼吸。护士给玛丽注射了吗啡。"如果你5年之前问我，我能不能在房间里看着我妈妈死去，我会说，不能。但是我当时不知道怎么就做到了，虽然那一幕非常令人害怕，她不停地挥舞着手臂。太恐怖了，我什么也做不了，只能擦眼泪。不过，这也有一种释然的感觉。对我个人而言，我当时被震住了。"在接下来的几个小时里，玛丽的喘息渐渐变缓。太阳刚刚开始落下时，玛丽离开了人世。

临终关怀为何没有受到应有的重视

玛丽去世之后，狄亚卓花了很多时间回顾她妈妈生命最后的这段日子。我们问狄亚卓，如果另外一位你深爱的人不幸病重的话，跟你对待你妈妈比起来，你会不会做一些什么不一样的事情？狄亚卓回答我们说："我会大声说：'会的！'我当时以为我跟妈妈已经聊过了，但是其实我们并没有真正聊过。我以为我们都同意不采取冒险疗法，一切都清清楚楚。但实际上并不是这样。对我而言，当时的处境非常艰难。回想起来，我从来都没有跟我妈妈坦诚地聊过临终关怀，我们只是说到在她的肝上面插针引流，消除感染。对于这一点，我感到非常内疚。我最大的痛苦就是我从来没有跟妈妈聊过这方面的事情。"

2010 年《新英格兰医学杂志》上的一份研究评估了在早期进行所谓"临终关怀"的潜在好处。这需要"特别注意"去评估"**病人的身体和社会心理状况，设立关怀的目标，协助病人做出有关治疗的决定，同时以个体需求为出发点来协助治疗**"。研究中的所有患者都刚刚被诊断出患有转移性肺癌。他们在马萨诸塞州总医院进行治疗，但是并没有住院，都住在家里。研究中有两种治疗方式，一种是普通治疗，另外一种是普通治疗外加临终关怀，这些病人被随机分配使用其中的一种治疗方式。接受临终关怀的那组病人每个月至少会见一次临终关怀方面的医生或者护士。研究结果显示，接受临终关怀的病人会选择相对缓和一些的治疗方式，可他们却活得更久，一些人甚至能活两到三个月，生活质量也更好。在文章的评论中，纽约西奈山医学中心（Mount Sinai Medical Center）的艾米·凯利（Amy Kelley）博士和黛安·迈耶（Diane Meier）博士指出，患者花更多的时间与医生、护士还有其他的专业医护人员在一起，得到更多的关怀，对其健康有着"有益的效果"。

花更多的时间和注意力在那些垂危的病人身上，这种做法与现代医疗体系愈发强调"效率"的理念有所冲突。一些知名的保单设计者，甚至一些医生，他们把医院还有医院的门诊部想象成工厂，认为医疗就应该按工业化的方式来进行。探望病人的次数缩水成几分钟，跟病人的谈话也是按部就班，因为需要符合标准化的流程，便于质量监控。但是当病人面临生命危机时，他们需要做出艰难的决定，却经常举棋不定。这些决定并不是能够"高效"地滚下流水线的"产品"。带领患者及其家属走过患者生命最后的日子并不是一件容易的事情，也不会是一件高效率的事情，它需要付出很多时间和精力，并不是一蹴而就、简单明了的。这个过程中将会有很多反复的讨论，许多时候，这些讨论并不会有什么结果，很可能在讨论出一个决定之后，病人又改变了主意，因此需要再次讨论。现代的医疗系统对于某些治疗而言是非常有效率的，但是在关怀病人方面却常常不尽如人意。

想要帮助垂危病人了解自身的情况，理清他想要的治疗方法，时间并非是唯一的问题。狄亚卓回忆，有各种各样的事情妨碍了她跟玛丽谈论临终关怀："我觉得我们之所以从来没有机会来真正讨论死亡的问题，是因为我妈妈想要保护我爸爸。她在家里是一家之主，是最坚强的那一个。我有一种感觉，就是她担心如果公开谈论死亡的问题，我爸爸没有办法接受。不过，我也觉得她确实想要活下去。她有这个信念。她还没有准备好迎接死神。"

玛丽·奎因在生病的过程中改变了自己对于强化治疗的偏好，弗里德博士的研究中有一半病人也是这样。不过，研究中的另外一半人依然坚持自己的治疗偏好。跟这些病人一样，露丝·阿德勒就没有改变过她的想法。

身为子女，是否该选择冒险治疗

露丝·阿德勒跟玛丽一样，早就已经将自己葬礼的每个细节都安排妥当了。10 年之前，她就已经请好了主持葬礼的犹太牧师，安排好了要咏唱的赞美诗和播放的音乐。10 年后的今天，露丝已经 74 岁了。娇小的她有着一头浓密的白发，梳着一个显年轻的童花头，生活在美国华盛顿特区的近郊。她是一位家庭主妇，在社区和犹太教会里都是积极分子。露丝这一辈子都在跟疾病打交道。小时候她就患上了肾病，做了好多次手术。年轻的时候，她经常在医院里一住就是好几个月，而一到冬天她就会去南方佛罗里达州的表兄那里，因为她觉得南方温暖的天气能够帮助她尽快康复。成年之后，露丝一直保持着健康均衡的饮食，对于吃药非常谨慎，不论做什么，只要能够预防疾病，她一定会做到极致。

她的女儿内奥米跟我们说："我妈妈一辈子都在想办法保持健康，预防生病。她一直想把每件事情都做对。"

露丝 30 岁的时候被诊断出了乳腺癌。当时她接受了乳房切除术，这在当时看来是最为激进的治疗方法，之后又进行了密集的放疗。此外，她还摘除了子宫和卵巢。从那以后，她的乳腺癌再也没有复发过，但是胸口却留下了放疗过后的疤痕。

10 年之前，65 岁的露丝在本地的一家超市购物时突然晕倒。她被送进了急诊室，医生发现她的主动脉狭窄，即心脏的主动脉瓣变窄，从而减少了输送至大脑和其他脏器的血量。一位心血管科医生和一个胸外科大夫对露丝的病情进行了评估。他们一致认为，露丝需要进行直视心外科手术，将病变的主动脉瓣替换为人造动脉瓣。但是这台手术将比一般的手术风险大，因为手术将在露丝放疗过的皮肤上切口，而伤口可能不会愈合。

内奥米告诉我们："我妈妈知道这是一台很关键的手术，于是她给我们打了预防针，说如果手术结果不好，她得卧床不起、苟延残喘的话，她宁愿不要活下去。"在手术之前，她指定内奥米的继父做自己的医疗代理人。露丝还写好了生前预嘱，明确要求不要采用任何激进疗法，也不要进行任何无效的复苏术。

手术之后，医生强烈建议她去疗养中心休息几个月，但是露丝决然地拒绝了。内奥米说："她坚决不去疗养中心，因为那违背了她自己想要的生活方式。"露丝坚持要回自己家去休养。但是，手术在胸骨上的切口根本没有完全愈合。露丝咨询过胸外科医生和另一位整形科医生，两个人都认为露丝需要进行一台复健手术，从后背取下一块肌肉，移植到没有愈合的胸前皮肤处。

内奥米说："妈妈断然拒绝了。相反，她想按照自然主义的方式来调养。她的显像是阳性，她便把意志力集中到了那块没有愈合的伤口上。她有一位朋友去了一片特别的海滩，带给她许多海水，于是妈妈就用那些海水来处理患处。几个月之后，伤口居然愈合了！"

露丝谈话从来不拐弯抹角。她告诉内奥米，自己已经"厌倦了各种手术、各种住院，再也不愿意回医院了"。她愿意想尽一切办法保持自己的健康，与家人共享天伦之乐。但是她也知道，有时候并不是由自己说了算的。

露丝 74 岁那一年终于踏上了计划很久的中国之旅。露丝一直对东方很感兴趣，梦寐以求想要游览北京的紫禁城，登上长城之巅。她回到美国时告诉内奥米，这辈子能够去中国真是一件值得高兴的事情，但是老实讲身体感到不大妙。她的胸部开始感到疼痛，而且这种疼痛挥之不去。露丝的全科医生让她进行了 X 光扫描检查。结果发现，当年在心脏直视术后贴着胸骨的一根金属丝现在已经松开了。

内奥米说："在那之后，我妈妈的情况就是时好时坏，在病痛的煎熬中苦苦支撑。她不喜欢吃止痛片，一点也不肯碰；她说吃这些药会让她觉得自己在吸毒。"

在接下来的一年里，内奥米发现妈妈大半的时间都卧床不起。她跟我们说："她不像我妈妈了。"要是往常，露丝总会为她所在的犹太教堂姐妹会组织各种各样的活动。她还会去留心教会里面哪些人生病了，之后给他们写慰问信，祝愿他们早日康复；如果她碰巧认识这位病人，她还会亲自打个电话，说上一些鼓励的话。但是露丝发现，想要继续做这些事情越来越难了。在初冬的一个周六下午，内奥米给妈妈打电话询问她的情况如何。

露丝说："我现在感觉非常糟糕，根本没力气去教堂。我必须去看医生了。"

内奥米提醒妈妈现在是周末。如果露丝真的要治疗的话，现在只能去急诊科。

露丝回答说："好吧，那就看急诊。"

内奥米非常惊讶，她完全没想到露丝会这样说。"因为我知道我妈妈心里非常讨厌医院。她这么说，说明情况非常严重。"

内奥米开车 10 分钟就到了她妈妈家。看到女儿，露丝给了她一个虚弱的拥抱，轻轻地亲了亲内奥米的脸颊，她们母女每次见面都会这么做。在去医院的路上，内奥米一边看路，一边分神注意着妈妈的情况。

到了医院，内奥米对分诊护士说："我不清楚我妈妈现在具体是什么情况，不过问题肯定很严重。"没过多久，露丝就被送进了检查室，护士脱去了她的外套和裤子，给她换上了住院病服。护士还给她量了血压，然后又量了一次。

露丝坐在检查室专用桌子上，目不转睛地看着护士问："你为什么又量了一次我的血压？"

护士回答说："可能躺下来你的感觉会好一点。你现在的血压非常非常低。"正常的收缩压一般是 120 左右；但是露丝现在的收缩压连 70 都不到。

渐渐地，房间里的医护人员越来越多，内奥米也退到了房间的一角。一个技术人员帮露丝装好了静脉注射装置，同时将心电图线安在了露丝的胸口、手臂和腿上。一位年轻的医生走过来，自我介绍说是急诊室的主治医生，负责给露丝做检查。露丝告诉医生："我现在感觉很糟糕。"

医生询问道："你现在有没有疼痛的感觉？"

露丝回答说："还好吧。怎么说呢，我的胸骨一直在疼，不过已经疼了好几个月了。我感觉非常糟糕，非常非常的糟糕。"

医生跟露丝解释说，她很有可能随时休克。医生说："你自己看起来没有生病，不过其实已经病得很重。如果出了什么意外的话，我们必须提前知道你想要怎样的治疗，比方说，如果你的血压继续降低的话，我们应该怎么办。"

露丝说："我已经做好了生前预嘱了。我女儿会把预嘱内容给你们的，而且我的病历卡里面应该也有一份。另外，我丈夫是我的代理人。"露丝顿了顿，双眼直视医生。"我不想要任何人工辅助设备，一样都不要。"

之后，露丝转过身来，对内奥米说："我可能要走了，你准备好了吗？"

内奥米的眼睛一下子湿润了，她紧紧地抓住了妈妈的手。

露丝又问了一遍："我就要走了，你准备好了吗？"

内奥米一句话都没有说。她开始浑身发抖。

"你能遵从我的意愿吗？"

之后，内奥米告诉我们说："妈妈这么跟我说话，我感到非常困惑。"内奥米解释说，当时妈妈非常清醒，思维很清楚，医生提什么问题，她都能完整而清楚地回答。"关键是当时也没有确诊啊。"

随后，露丝从急诊室直接转诊到了重症监护室。医生发现露丝的血液受到了感染，也就是人们常说的脓毒症。医生给露丝输生理盐水，使用大剂量的抗生素，可惜这些治疗没有太多效果，露丝的血压值还是在 90 上下徘徊。在接下来的几个小时里面，露丝的呼吸越来越困难了。重症监护室的医生说，脓毒症可能会影响肺部功能。此外，露丝还有严重的骨质疏松，这很有可能是由年轻时摘除了卵巢造成的。虽说之后她按时服用维生素 D 和其他药物来补充钙质，但是她的脊椎还是慢慢萎缩，最后完全塌陷了。现在，她的脊柱已经弯了，导致肺部没有办法完全舒张。

接下来的 24 小时里，露丝变得越来越虚弱。在护士给妈妈擦洗的时候，内奥米忽然在妈妈的胸骨上面看到了一小簇脓头。

内奥米告诉我们："我妈妈是一个有洁癖的人。我检查了她戴的胸罩，上面沾满了脓血。我指给了护士看，也不清楚她到底有没有留意到。"最后，医生确认这就是感染的源头，细菌从皮肤的创口进入胸骨，之后又进入了血液里面。

一个资深的重症监护室医生走进来跟内奥米和她继父说话。医生解释说，露丝很快就不能自主呼吸了，如果不借助呼吸机，她根本就没有办法呼吸。

医生跟露丝说："我知道你已经做了生前预嘱，吩咐我们不要使用生命支持设备。不过我们还是希望能够暂时用一下呼吸机，把感染治好了就没问题了。"

露丝摇摇头，还是不肯。她坚持说："我不想变成植物人。要么就活蹦乱跳地活着，要么就死了算了。"

医生再次强调说，这种干预只是暂时采取的措施，把感染控制住以后就不需要了。只要抗生素开始见效，她的血压和血氧恢复到安全范围内，就不再需要使用呼吸机了。但是露丝还是不愿意。

医生走到病房外面的走廊里，内奥米和她的继父跟了出去。

医生说："如果露丝不肯使用呼吸机，那她很有可能熬不过这一关了。"

内奥米回答说："我明白。我一定尽自己最大努力想办法说服她。"

内奥米回到房间，再次试图说服她妈妈。但是露丝依然非常坚决。露丝说："我不想用呼吸机。我知道这么做会有什么后果。如果医生给我用呼吸机，最后他们就会把我送到什么慢性病康复中心。但是我不想住到那些康复中心里面。你知道的，我要么就好好地活着，要么死了算了。"

一个小时之后，一位中年的女护士走了过来。这几天一直是她在照顾露丝。

护士说："有几件事情，我还是过来说清楚吧。"她把一杯冷掉的水端走，重新接了一杯水，还拿了一个新的吸管。内奥米的丈夫带来了他们小孩的照片，摆在露丝的床头。护士看着这些照片说："这些小朋友可真漂亮！"露丝点点头，微笑着。

护士跟露丝和内奥米说："你知道吗，我爸爸之前跟你妈妈现在的情况差不多。当时他病得很重，也跟我们说得很清楚，如果要靠外界设备维持生命，他就不愿意继续活下去了。"护士顿了顿继续说："他当时心脏有问题。医生说，他的心脏功能是可以恢复的，但是首先必须把足够的氧气输送到心脏里，让心脏复原。"护士告诉他们，最后她父亲还是同意了使用呼吸机，没过几天他便恢复了，不需要呼吸机了。护士说："上周我还去看了他，他的精神很好。如果当时他不同意用呼吸机，估计我就看不到他了吧。"这个故事给内奥米的触动非常大，事实上，这种让人充满希望的故事确实会给困难中的人们带来这种感觉。这种故事是有效性应用的有力证据。

护士走了之后，内奥米坐到了母亲旁边。她说："求你了，妈妈。考虑一下用呼吸机吧。不管你怎么选择，我都支持你，但是用呼吸机只是暂时的而已。求你了。"

露丝没有回答。那天下午，随着时间一分一秒地逝去，她的呼吸越来越费劲了。傍晚时分，她的全科医生过来看她了。这位医生已经给露丝看了 10 年的病了，两人的关系非常好。之前，露丝去医生那里从来都是一去就是大半天，经常看好了病也不会急着走，她不仅会跟医生聊健康问题，还会聊自己的外孙们，以及教会里的各种事情。

露丝的医生说："露丝，关于你的生前预嘱，我们之前已经讨论过很多次了。情况我很清楚。我知道你提的要求。但是现在我们只是想要暂时用一下呼吸机，最多就是用几天而已，最多啊。"

房间里一阵沉寂。

全科医生说："你还是再好好考虑一下吧！"说完便离开了。

刚才提到自己父亲的那个护士也走了进来，她快要下班了。"我希望你能够改变你的想法。"护士说。

露丝的丈夫从那天早晨开始便在医院里面陪了露丝一天。内奥米让他回家吃个晚饭，洗个热水澡。内奥米自己则坐在床榻旁，一刻都不愿意离开，哪怕是去吃个三明治之类的简餐。等到晚上 10 点左右，露丝开始呼吸困难。内奥米赶紧摁下求助按钮。

一位年轻医生赶忙走进来，给露丝做了检查。他说，露丝的血压正在迅速下降。

医生说："你现在必须插管，必须现在就用呼吸机。"

露丝一下子坐直了。"我需要……5 分钟……来想一下。"

医生回答说:"你现在都不一定还有 5 分钟了。"

露丝喘着气说:"我才……不会……被你摆布呢。我要给我丈夫通电话。"

内奥米连忙拨通电话。

"我爱你,"露丝对丈夫说,"再见。"

内奥米哭了起来。

YOUR MEDICAL MIND
打破医疗思维的误区

苏杜尔博士和弗里德博士在 2010 年的《内科学年鉴》上发表文章,提出了如下一个案例:假设有一个肺癌患者,基本上没有治愈的可能,但是她还有两年以上的预期寿命。这位患者已经给自己准备好了一份生前预嘱,很清楚地指出不接受"冒险治疗",也"不采用人工医学干预来维持生命"。但是她突然出现了心脏衰竭。这个时候,决定这位患者寿命的是她的心脏功能,而不是她长期以来的肺癌。患者的心脏问题是能够治好的,但是如果放任不管,液体就会积满整个肺部,氧气就没有办法被输送到各个关键的器官。想要延长患者的生命,患者必须被立刻送进重症监护室,最起码使用一个星期的呼吸机。那么,这种治疗算是"冒险治疗"吗?将病人送上呼吸机,治疗突发的心脏衰竭,算不算是违背了病人预设的医疗指示,即"不采用人工医学干预"?

可以肯定地说,整个病情最后的发展情况肯定跟一开始设想的完全不一样。病人无法预测病情发展的各种情况。也许那个患有肺癌又突发心力衰竭的病人会患上肺炎,必须在呼吸机上治疗很长一段时间,或者心力衰竭比预想的要严重,不是什么暂时性问题,而需要长期持续的治疗——那么这个时候是不是要停止之前的人工生命维持治疗呢？如果答案是肯定的，那么具体什么时候停止比较合适？所有这样的问题，我们都没有办法给出确切的答案，因为在这些情况下，没有人能够说清楚具体病情的发展。

医生和护士所受到的教育都是要救死扶伤——而且，对于医护工作者来说，将垂危的病人从死亡线上抢救回来是最有成就感的事情之一。除非病人或者代理人明确要求放弃治疗，不然医护工作者的"默认选项"就是竭尽全力挽救病人的生命。在"SUPPORT"项目中，护士想方设法为病人和他们的代理人提供最准确的信息，让他们了解病情的发展趋势，从而帮助他们在接受或减少强化治疗的问题上做出最好的决定。但是对于露丝这类的情况，想要提供这些信息是非常困难的。因为此时病情的发展非常迅速，随时可能出现各种问题，例如感染、心肺衰竭，而进一步的治疗未必就能解决这些问题。

露丝的生前预嘱清楚地写明了她不愿接受冒险治疗和人工医学干预。她之前有过肾病，做过心脏手术，通过这些经历，露丝形成了自己的看法，认为某些治疗是有必要的，某些治疗完全没有必要。但是就她目前的病情来看，医生觉得是能够控制的，只要露丝愿意接受临时的人工医学干预，她就能够重新获得健康并且充满活力的生命。医生认为，如果死板地坚持生前预嘱里面的规定并不符合露丝的最大利益。但是，如果露丝不给出明确的指令，医生是没有权限对她进行治疗的。

病危患者呼唤决策规则和流程

露丝最后还是同意了，她说："好吧，我用呼吸机。"

通过使用呼吸机，露丝的血氧饱和度得到了改善，血压也开始上升。但是她依然高烧不退。重症监护室的医生找到内奥米，把露丝的 CT 片给她看。医生说："你能不能看到这边有一根金属丝？"医生边问，边把手指向电脑屏幕上 CT 片的对应位置。内奥米看到，妈妈骨头上似乎有一段悬着的金属圈。

内奥米告诉我们："我简直不敢相信那段金属丝居然脱落下来，弯成了那个样子。肯定已经完全松掉了。我看到这个 CT 片的时候一下子明白过来，原来妈妈的健康状况已经恶化到了这样的程度。"

医生解释说："骨头里有很严重的感染，叫骨髓炎。细菌沿着金属丝一路感染，仅凭抗生素是很难清除这些感染的。"

也就是说，仅凭静脉输液是没有办法清除这些感染的了。医生告诉内奥米，现在必须进行手术，把金属丝拿出来，同时清理出那些布满了细菌感染的骨头碎片。这会在露丝的胸骨上留下一个创口。之后，医生必须再进行一次手术，对骨头进行修复，同时缝合创口。

那天晚些时候，感染科专家过来了。专家带内奥米和她的继父走进了重症监护室旁边一个安静的房间。内奥米告诉我们说："这个医生非常坦率。她说，妈妈现在的情况非常不妙，有可能挺不过这一关，就算做手术也没有什么帮助。"

感染科专家刚走没有多久，一位胸外科大夫过来给露丝做检查。他看了露丝的 CT 片并做了检查，然后找到了内奥米和她的继父谈话。内奥米回忆说："这个医生看上去非常有信心。他向我们保证，说：'我们能够进行这个手术。'他说虽然这个时候进行手术本身就是有风险的，但是他有把握能够成功将这段金属丝和骨头碎片拿出来。"内奥米顿了顿，继续说："我们从两个医生那里获得了完全相反的意见。这真让人无所适从。"

作为露丝代理人的内奥米和继父所听到专家给出了南辕北辙的治疗方案和病情估计：感染科专家预测露丝最后会因为感染不久于人世，而胸外科大夫则斩钉截铁地认为能够通过手术恢复露丝的健康。随着病情越来越严重，采用哪种治疗方案的决定也越来越紧迫，病人和家属的决策冲突也越来越显著。他们会发现，自己不停地陷入左右为难的痛苦当中，而且频率越来越高：一方面，关于某种特定方案的成败，不知道应该听哪个专家的；另一方面，不同专家对于病情的看法也不尽相同。可能这正好从深层说明了"SUPPORT"项目为什么没有获得成功。项目的初衷是增进各方的"沟通"，但是沟通本身并不能够协调不同的观点，比方说露丝现在准备接受的手术，不同的专家对于手术结果有完全不同的预测，沟通没有办法降低这种预测的不确定性。

露丝的皮肤之前因为放疗而严重烧伤了，现在又开始不停地流脓。内奥米向医生询问了这一情况。医生说："我们会先植入一些海绵，然后进行植皮手术，对患处整形。"外科大夫强调说，现在必须进行手术，而且越快越好。他说："我已经跟医院说了，手术初步定在明天。"

内奥米告诉我们："我们必须赶快做出决定。这个决定做好了，很有可能能够把妈妈抢救回来。"

接下来，她与继父两个人花了将近两个小时的时间讨论这个主意应该怎么拿。内奥米跟我们解释说："我们最后还是决定不做手术，因为如果我妈妈最后醒过来发现医生给她做了手术，而之前她明确表示不要手术，她肯定会非常生气的。"

这天深夜，露丝沉睡过去，重症监护室的住院医生告诉内奥米说可以回家休息一下，内奥米便回去了。可是半夜，内奥米接到了住院医生打来的电话,医生告诉她露丝出现了心房颤动。正如我们前文提到过的,房颤是心律失常的一种,会造成血液无法被输送到各个组织,同时还可能出现血栓,导致中风。重症监护室的医生想要知道露丝是否愿意进行除颤,所谓除颤就是通过电击使得电流从胸壁传导到心脏,以帮助心脏恢复正常的心律。

露丝提醒医生,她的医疗代理人是内奥米的继父。当医生给内奥米的继父打电话时,他说:"谢谢你通知我。但是我们其实是两个人,我跟内奥米会一起做决定。我们几分钟之后再给你打回去。"继父跟内奥米简短地讨论了一下,然后继父让她给医生打回去,告诉他们同意进行除颤。

"好的,"医生在电话里回答她,"但是对于要采取怎样的治疗手段,你们家属给出的大方向不够清楚,变来变去。"

内奥米明白医生说的没错,但是她也不知道怎么做才算是跟她妈妈的意愿一致。她和继父都觉得电除颤是一种临时的干预手段,既算不上"冒险治疗"也算不上"人工医学干预"。另外,就算他们这么做,她妈妈也不会知道。

电话铃又响了。医生告诉内奥米,露丝的房颤自己消失了,没有必要做除颤了。不过,医生还是警告他们:"房颤仍然有可能出现,我们也未必每次都来得及给你们打电话征求意见。"

内奥米回忆说,医生的提醒"非常有帮助。这让我们开始把注意力放到怎样更清楚地表达意愿上面,怎样建立起一套规则和流程来处理这类问题"。

内奥米告诉我们:"我知道,在将来的某个时候,我肯定不得不说'不'。"虽然内奥米可以跟继父商量,共同做决定,但她依然对于做决定的这份负担感到无所适从。

内奥米和她的继父对于露丝的治疗能够达成一致，但是有很多其他的病危患者，他们的家属们会围在病人旁边，对于什么治疗手段最好各执己见。一方面他们想要为病人竭尽所能，另一方面却又担心治疗只不过是在延长病人的痛苦，最终的结局无法改变。每个人都试图在两种情况之间寻找一个中间办法。因此，家属或者其他的代理人经常看法不一致，这也不足为奇。意见不一可能也解释了"SUPPORT"项目的结果：给家属提供信息并不意味着自动产生一致的意见。

第二天，内奥米和她的继父给露丝的全科医生打了一个电话。"他认为，妈妈会选择'不要'这些治疗。我们最终需要尊重妈妈的意愿，哪怕这跟我们的想法不一样。"内奥米告诉我们。

内奥米的全科医生并没有试图跟露丝商量她的意愿，但是露丝的丈夫却这么做了。每天早晨，他都会陪在她的病榻前跟她说话，试图激励她重燃斗志。自从气管插管以来已经过了将近一个星期了。露丝醒着，神智也非常清楚。尽管她的手有些颤抖，但是她可以在笔记本上写下一些字跟别人交流。有时候，她会含着插在嘴里的管子说一些唇语，内奥米能够听懂她的意思。内奥米非常清楚她妈妈的神智状态。她告诉我们："我妈妈的大脑完全清醒，不过身体就不行了。她最担心害怕的那些事情恰恰正在发生。"

医生说，露丝的气管插管不能放超过一个星期的时间，不然有可能永久性地损伤气道组织。"就今天吧，"医生说，"我们把插管拿了，希望她能自主呼吸。"

可是一拿掉插管，露丝就开始呼吸困难。"她身体前倾，挥舞着手臂，看上去就像在试图从窗外呼吸新鲜空气"。

医生给她戴上了氧气面罩，希望能解决问题。不过医生说："没有效果。我们得把气管放回去。"

露丝没有办法说话，但却撅着嘴，用力摇头拒绝——不要，不要，不要。不过，当她回过头来，闭上眼睛的时候，她也并没有反抗医生给她插管。她沉沉地睡去了，可当她醒来发现自己在用呼吸机的时候，她却非常气愤。

在接下来的两天里，医生们试着把露丝搬到椅子上坐直，希望她的胸腔的角度高一些，这样她的肺部能够更好、更有效率地吸收氧气。但是内奥米告诉我们："我妈妈最恨被别人搬来搬去。就算是被人从床上搬到椅子上，对她来说都是一场折磨。"

当时，医生的解释是露丝喉咙里的导管放得太久了，现在必须要拿掉。如果她还是没有办法自主呼吸的话，那么下一步只好进行气管切开术，也就是在脖子上切开一处，将一根导管直接插进气管，而不是通过口腔。之后，露丝就会被送往康复中心。等到她的状况有所好转，气管切开口就能够缝合起来，然后露丝才能够重新自主呼吸。

但是，露丝用她颤颤巍巍的笔迹写下两个字："不要。"她不愿意进行气管切开术。她坚决不愿意去康复中心。

重症监护室的医生跟内奥米说："我们现在只能再看看你妈妈能不能够自主呼吸。如果她还是不能，那么就必须进行气管切开术了。"于是，那天晚些时候，重症监护室的医护人员将露丝的导管抽了出来，给她戴上了氧气面罩。此时露丝的全科医生也陪在病床旁边。

就在几秒钟之内，露丝的身体往前猛冲，喘不过气来。重症监护室的医生说："我们现在必须进行气管切开术了。"

但是露丝还是摇着头，不肯答应。医生直截了当地说："如果你还是固执己见，你肯定坚持不下去了。"

露丝小声地说："不！"这听起来是那样刺耳。

内奥米看到医生和护士满脸惊讶。露丝的丈夫控制不住自己，扑到病床上说："露丝，我求你了，你就答应了医生吧。"他哽咽着，抽泣不已。

但是露丝还是摇了摇头。

医生只好将氧气面罩装在露丝脸上。接下来一整天，她都在艰难地试图呼吸。露丝的全科医生承诺会定时对露丝进行检查。内奥米和她的继父都陪在病榻旁边。内奥米说："妈妈，现在还有什么事情我能够帮你做一下？"内奥米凑近她妈妈，想要看清楚妈妈微张的嘴唇是想要说些什么。她问妈妈："你想喝冰红茶，对不对？"她知道妈妈最喜欢喝这种饮料了。之前那个讲述自己父亲情况、想要说服露丝使用呼吸机的护士走了进来，带给露丝一杯冰红茶。内奥米端着杯子，慢慢地凑近露丝的嘴。露丝抿一小口，又把头靠回枕头，闭上了眼睛。

内奥米说："整个晚上我都在陪着她，我很担心她一个人会孤单。直到早晨，医生告诉我说可以回趟家，让自己清醒清醒，一两个小时之后再回来。如果有情况他们会给我打电话的。"

当内奥米刚刚洗好澡从淋浴房走出来的时候，电话响了，是医院打过来的。一个护士说："你妈妈现在不行了，你赶快过来吧。"

内奥米说："最后，我还是慢了两分钟。医生告诉我，在我赶回病房前两分钟，妈妈就已经过世了。"内奥米停顿了一下，说："我觉得，如果亲人不在身边，走的时候可能会容易一些。对于我妈妈来说，离开我们确实是一件非常痛苦的事情。不过她还是很勇敢。听到她去世的消息，我爬到床上，跟她躺在一起，不停地哭泣。"

露丝去世后一年，我们又找机会跟内奥米聊了一下。回忆起当时的一幕幕，她说："妈妈对于自己想要什么一向都非常清楚。虽然到最后我们非常难办，但是我觉得我们还是尊重了她的意愿。但是有时候，到底医生提出的建议是不是符合了妈妈的意愿，我们也不清楚。我只好不断去想，如果说某一项治疗措施只是临时的，那么采用这项治疗算不算符合了妈妈的意愿呢？她自己会不会去考虑采用这项治疗？很多时候，事情并不是那么显而易见的。我有时候非常迷茫。"

YOUR MEDICAL MIND
打破医疗思维的误区

露丝对于自己想要什么，前后的想法还是比较一致的，但是就算她的想法一直不变，想要搞清楚某一项治疗是否充分尊重了病人自己的意愿，对于她的代理人而言也不是一件容易的事情。这不仅是对于内奥米而言，对于所有的医疗代理人来说都是这样。耶鲁大学的特里·弗里德博士和约翰·奥莱利（John O'Leary）对康涅狄格州 64 个痛失亲人的家庭进行了访问，他们发现最棘手的情况出现在病人患上了心脏病或者肺病的时候。如果癌症已经开始转移，很多家属一般都能够接受病人大限将至这个事实；不过，如果病人得的是心脏或者肺病，他们会认为现代医学技术能够帮助病人渡过这一关，比方说呼吸机或者体外循环机。但是实际情况并非如此。美国文化有一种偏见，认为科技的力量非常强大，无所不能：在人们眼中，心脏本质上不就是一个血泵么，肺不就是一个风箱么。如果这些器官出了问题，肯定能够通过医学工程找出一个解决的办法。

在弗里德和奥莱利的研究中有这样一个例子，跟露丝的情况非常相似。在那个例子里，医生也是告诉患者的女儿必须对患者进行插管治疗，否则她妈妈将挺不过这一关了。医生说，只要用了呼吸机，她的妈妈就能够恢复一些体力，肺里的脓液也能够清空。但是这个女儿回忆说："当时我妈妈就是不愿意。她说：'我死也不愿意用呼吸机。'我说：'你知不知道如果不用呼吸机你就会死？'她居然说：'我已经准备好去见上帝了。'"这个情况跟露丝的情况很像，这个康涅狄格州的女人坚持按照自己生前预嘱的既定方针治疗。就算医生觉得别的办法更好，就算家属希望能够采取别的治疗手段，她也不为所动。

除了立生前预嘱之外，如果想要提高病危情况下决策的质量，还有什么别的办法么？

在美国的一些州，包括俄勒冈、纽约和北卡罗来纳，人们都在尝试着提高生前预嘱的质量，他们要求病人在办理住院手续的时候，就明确指出他想接受怎样的治疗：是愿意接受全套的心肺复苏，还是完全不要心肺复苏？要不要使用抗生素？要不要静脉注射？或者要不要采用输氧或者止痛片之类的安慰措施？之后，医生会根据病人的意愿，在病人的表格上标注各种治疗手段的使用情况。这么做多少会有一些帮助，但是姑息治疗方面的专家指出，凡事都没有什么捷径，任何手段都取代不了病人、家属和医生三者之间严肃、耗时的谈话，让情绪能够充分宣泄，就像在玛丽和露丝的案例中那样。进行这样的谈话，其实并没有一个固定的模式或者剧本，有时候谈着谈着就岔开了。但是如果能够不断进行沟通，那么对于那些每个人迟早都要面对的复杂选择，我们就能够了解得更加清楚。可以说立生前预嘱，并不是一个问题的结束，而恰恰是表达我们自己意愿的开端。

医生与患者的谏言

- 做好生前预嘱和预立医疗自主计划，会给家人和医生指示一个治疗方向。
- 在治疗过程中，亲人要时刻关注病人的想法是否有了变化，并及时沟通，这样才能帮助病人做出符合其意愿的决定。
- 病人、家属和医生按照正确的规则和流程共同做决策，才能提高临终关怀的质量。

薄三郎
第二军医大学附属长海医院麻醉医生，《健康流言终结者》作者

我曾在医院的重症监护病房工作过，见识过不少令人伤感沮丧的死别时刻。中国的医护人员，很多时候将视角集中在疾病上，却往往忽视了病人身上作为"人"的那部分。人是有思想和自由意志的，在生命行将结束前，是意志顽强地接受有创治疗，还是平静地等待死神的降临，展现出了千姿百态的人生选择！这些选择与决定，并无好坏之分，却令人更加深刻地洞察"人"到底是什么。

09

如果病人不能决定，
亲属该如何替他选择

YOUR
MEDICAL
MIND

姓名 奥马尔

性别 男

职业 生物化学家

年龄 44 岁

症状及病史：
乙型肝炎转肝癌，脾脏肿大、全血细胞减少症

处理方式：
肝脏移植术

就医中的困惑：
肝源污染严重，病人昏迷后医疗代理人不
知该做何选择

肝癌
Liver cancer

病人自主决策的原则教导我们，无论医生提出什么治疗方案，病人都有权利决定接受或者否决。但是，如果生病住院的话，你可能会发现自己根本就没有办法做主。研究显示，至少有 40% 的成年人会在住院期间服用镇静剂，出现意识混乱甚至昏迷的情况，所以他们没有办法帮自己选择治疗方式。因为这些病人没有办法清晰主动地表达自己的意愿，所以他们的亲人或者其他代理人必须肩负起替病人做主的重任。一些代理人会想要代表病人行使自主权，另一些代理人则希望把决定权交给负责的医生。如果病情复杂，变化无常，决定权则会不停地在代理人和医生之间流转。

充满不确定性的肝脏移植术

奥马尔·阿吉尔是一位 44 岁的生物化学家，就职于美国南部一所大学的医学院。他身体一向很好，所以从来没有想过自己会患病。现在，他正忙于完成一个重要的研究计划书。这天，他刚刚喝好咖啡，准备去实验室旁边的会议室跟一个同事碰头。那是一位心脏病专家，他们准备讨论一下最新一稿的计划书。计划书的提交期限是 1 月 15 日，奥马尔明白，自己只剩下 4 个月的时间来准备了。

奥马尔坐在椅子上，扶了扶金丝眼镜，然后把打印出来的计划书摊在桌上给同事看。这时，对面的心脏病专家说："我不知道是不是光线的问题，不过看起来你好像有黄疸。"

奥马尔颇为吃惊，他这辈子肝脏都没有出过问题。

这位医生同事继续说："有可能什么事都没有，但是你还是应该去检查一下。"

此时，奥马尔还没有自己的全科医生。原来的医生退休之后，他就想再找一个，但是一直没有时间。

于是，同事建议说："要不然你联系一下我的内科医生，我去跟他说一声，就说你会过去检查一下？"

跟同事开完会之后，奥马尔照了照镜子，发现自己的眼睛并没有什么变化。随后，他给同事的医生打了一个电话。助理告诉他，医生希望他过去先验一下血，这样等到真正见医生的时候就能够直接看到血检报告了。

奥马尔跟我们说："回想起来，其实那之前的很长一段时间里我都感到非常疲惫。我还以为是因为工作辛苦的原因。为了完成这个研究计划书，我每天晚上都开夜车，后来还去了趟欧洲，回来又要倒时差。"

打完电话，他去接上音乐课的儿子回家。一到家，他就让太太看了他的眼睛。奥马尔的太太名叫阿伊莎，在当地一所大学里教语言学。奥马尔回忆说："她没看出什么异常。我们两个人都搞不清楚到底是哪里不对劲。"

几天之后，奥马尔去见了那位内科医生。医生对他很热情，说："我听你的同事，也就是我的朋友说，你现在从事的研究可是很尖端的喔！"

奥马尔是一个早慧的学生，从高中到大学，他的成绩一直在班上名列前茅。后来，他赴美国攻读生物化学博士学位，随后留下来做博士后研究，接着又在现在就职的医学院找到了一份教职。他的太太阿伊莎跟他来自同一个小镇。她攻读完语言学的学位之后两个人就结了婚，阿伊莎得以来到美国跟奥马尔团聚。后来，奥马尔的许多亲戚也纷纷过来投奔他俩。

"我拿到你的血检报告了。"医生一边说一边把桌上的电脑显示屏转过来给奥马尔看。所有的结果都是标红的。奥马尔的胆红素已经升高到了 2.7。胆红素是一种黄色的色素，通常经过肝脏处理后从粪便中排出。奥马尔的胆红素刚刚达到黄疸的临界值，能够被查出来。转氨酶是一种反映肝脏健康程度的酶，而奥马尔的转氨酶指标也不正常，现在已经达到了 200 多。不过，奥马尔告诉我们："最让我担心的是我的血细胞计数，也就是常说的 CBC。"医生说，奥马尔患有"全血细胞减少症"，这意味着他的红细胞、白细胞的数目都很低，血小板也在严重减少。

内科医生给奥马尔做了检查，告诉他说，他用手摸到了左边肋骨底下的脾脏，这说明脾脏已经开始肿大，但是肝脏还没有肿大或者硬化。医生又让奥马尔多做了几次血检。几天之后，医生打电话告诉奥马尔，原来他患上了乙型肝炎。

乙型肝炎是世界上传播最广泛、最常见的肝脏感染疾病。这种疾病在亚洲和中东特别流行，而在欧洲和美洲同样也很常见。如今，美国的儿童都会定期注射乙型肝炎疫苗，奥马尔的孩子就曾注射过。奥马尔告诉我们："在我的祖国，没有人会去关注乙型肝炎，我小时候根本就没有注射过这种疫苗。"

乙型肝炎病毒是由巴鲁克·布隆伯格（Baruch Blumberg）博士发现的，当时他正在研究澳大利亚土著人的血液。这种病毒最初被称为"澳大利亚抗原"。布隆伯格博士因为这项研究而获得了1976年的诺贝尔奖。从1991年开始，美国儿童开始接受常规性的乙型肝炎免疫注射。最近，一种用于治疗乙型肝炎的药物面世，叫作核苷类似物（NA）。这类新药脱胎于艾滋病的研究。科学家们在寻找治疗艾滋病病毒的强效药物时，找到了与核苷类似物效果相似的药物。虽然核苷类似物会产生严重的副作用，但是在治疗乙型肝炎和艾滋病病毒方面却产生了革命性的效果。

一开始，奥马尔服用的是一种叫作"恩替卡韦"的药物。医生说，如果这个药没有什么效果，市面上还有大把类似的药物可供选择，而且实验性质的疗法也不少。不过这些备选方案都没有用上：恩替卡韦有效地控制了奥马尔的乙肝病毒。

虽然治疗取得了初步的成功，奥马尔的肝功能检查结果在随后的两个月中却越来越糟糕。肝脏拍片和活检显示奥马尔患有肝硬化，这是因为乙肝病毒长期感染而导致肝组织形成了广泛瘢痕。这也解释了为什么当初医生没有发现奥马尔肝脏肿大。但是，医生还是没有搞明白为什么奥马尔的血检结果没有丝毫改善的迹象。奥马尔告诉我们："我自己感到身体状况还是不错的，而且我现在是全职在工作。可化验报告的结果却越来越差。"医生给奥马尔进行了全面的检查，想找到他肝功能持续恶化的原因。医生排查了中东地区常见的那些可能会影响肝脏的寄生虫，询问了奥马尔在实验室是否会使用可能影响肝功能的有毒试剂，还一一排除了诸如威尔逊症之类可能导致成人肝硬化的遗传性疾病。但是除了奥马尔的乙型肝炎之外，医生找不到任何其他的原因。医生也在等待，希望奥马尔的病情能够好转。但是情况未能如人所愿。

医院的肝脏科医生对奥马尔和阿伊莎说："我们必须现在就开始考

虑肝脏移植了。不是说你非进行这项手术不可，但是你的肝脏确实在慢慢衰竭，抗病毒治疗似乎也没有起到什么作用。"

听到医生这么说，奥马尔和阿伊莎如同五雷轰顶。奥马尔说："我们夫妻俩从来没有想过要肝脏移植那么严重。好在医生告诉我们现在还早，距离做肝脏移植决定的最后期限还有半年到一年的时间，现在不做决定没有太大关系。这给了我们一丝安慰。"

现代医学技术能够支持衰竭的器官，至少是暂时地支持：肺衰竭可以使用呼吸机，心脏衰竭可以使用旁路设备，肾衰竭可以使用透析仪。不过，现在还没有什么机器能够支持肝脏衰竭，好在人类已经能够对这一关键器官进行移植。波士顿布莱根妇女医院的约瑟夫·穆勒（Joseph Murray）医生是器官移植的先驱。1954年，他在一对双胞胎之间进行了肾移植手术，从而证明了器官移植手术在长期意义上具有可行性。在那次手术中，双胞胎中健康的那一位将自己的一个肾脏捐献给了自己奄奄一息的兄弟。因为兄弟两人基因完全一致，所以不用担心排异反应。这次手术的成功激发了研究人员的热情，大家纷纷寻找进一步解决不同基因的人之间肾移植排异问题的办法。解决了这个问题，病人就能够获得更加广泛的器官来源：不仅仅是在世的捐献者，还有已经过世的捐献者。

穆勒医生由于其器官移植的卓越成就而赢得了诺贝尔奖。此后，器官移植的领域也突破了肾移植的范畴，扩展到了肝脏、心脏、肺、胰腺、肠道这些器官。外科技术的新突破和新药的诞生不断推动了器官移植的进展，特别是新药能够调节移植器官接受者的免疫系统，降低患者身体对移植器官排异的概率。虽然器官移植蕴含着巨大的风险，但这项手术却也真的能够将患者从死亡线上拉回来，让患者重新过上健康的生活。

尽管器官移植手术取得了许多进展，这项手术本身还是充满了不确定性。考虑到捐献器官严重短缺，只有那些病情非常严重的病人才有资格进行器官移植手术。合适的肝脏必须在捐献者死后立即取出，而且这枚肝脏必须具备良好的功能，且与被移植者配对。除此之外，移植手术本身要求也很高，手术非常复杂。控制排异反应的药物可能带来严重的副作用，比如增加患者感染致死的概率，或者给肾脏以及肺带来损伤。

等到病人已经完全准备好接受肝脏移植手术的时候，可能他已经因为肝脏衰竭而陷入意识混乱甚至昏迷状态，从而没有办法帮自己做决定了。这个时候就需要家人或者代理人出面帮助患者做决定。而医生则会评估这项激进、不确定且异常昂贵的肝脏移植手术，它是否能够起到拯救生命的作用，抑或只是徒劳无功的垂死挣扎。

医生也是患者的代理人

一个月之后，奥马尔去找肝病医生随访检查。这次，他的血检结果更加糟糕了。奥马尔当时正在准备两次学术会议，一次是12月去西海岸，另一次是次年一月去日本，但是医生坚持让奥马尔取消这两次行程。医生说："考虑到你现在的情况，你必须接受我们的密切观察。你现在的终末期肝病模型指标已经非常高了，一般到这种程度，我们的肝脏科医生就要开始准备肝脏移植手术了。"

"MELD"是终末期肝病模型的缩写，这项模型会计算病人的胆红素水平，正如前面所提到的，胆红素表现肝功能是否正常；该模型还会考虑肌酸酐水平，而肌酸酐反应肾功能；还有凝血试验，检测肝脏是否能够正常生产蛋白质，帮助血液凝固。终末期肝病模型指标能够很好地预测在接下来的12周内，病人是否会因为肝病而死。所以，开展肝脏移植手术的医院会用这项指标来确认获得移植器官的病人的先后次序。而另一方面，病人接受手术的先后次序很大程度上决定了他的生死。全美大约有 17 000 名病人正在排队等候肝脏移植手术，但是每年进行的手术却只有 5 000 台。很多人死于等待肝源的漫长过程中。

奥马尔说："后来我有机会去见了肝脏移植手术方面的主治医生，当然，他非常有经验。他告诉我说：'你知道，病情发展到这个地步，只有肝脏移植这一条路了。'这个时候我才开始慎重考虑我接下来应该怎么办。我应该在哪家医院进行手术，应该请哪一位外科大夫。"关于肝脏移植手术，奥马尔了解得越多，他就越发明白这台手术的复杂性。从某种意义上讲，不论是取出捐献器官的特殊技术，将器官运送到进行移植的医院的步骤，还是整个移植手术的过程，每个环节的要求都非常严苛。而且在手术之外，医生还必须准确判断采用哪些治疗方法来避免病人的免疫系统对移植肝脏产生排异，判断怎样控制手术过程中的感染：不仅是常见的细菌感染，还包括所谓的条件致病菌，比方说真菌和病毒。由于病人的抵抗力下降，这些真菌和病毒正好有机会在组织中兴风作浪。所有这些判断都必须建立在高度专业的知识基础之上。

奥马尔明白，不管自己下了多少工夫，他和太太最后还是要依靠医生来帮助他们做那些最为重要的决定，不仅仅包括移植过程中的各种技术问题，还包括了应急预案：如果出现危及生命的情况，医生应该怎么办。

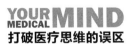

一旦病人的终末期肝病模型指标达到 10 或者以上，绝大多数医院都会开始让病人排队准备肝脏移植。但是究竟这项指标具体到达什么水平，病人才会实际得到移植肝脏的机会，各个

地区和各个医院都有自己的标准。匹兹堡大学医院是全美最主要的
进行肝脏移植的医院之一。2007 年，他们的肝脏移植研究人员进行
了一项调查，发现如果某家医院每年进行大量的肝脏移植手术（每
年 100 例以上），这些医院里的病人则能够在终末期肝病模型指标相
对较低的时候就接受移植手术，等待手术的时间也比较短；而那些
手术数量比较少的医院，病人等待的时间就要长一些，要求的模型
指标也相对更高。研究人员还没有搞清楚为什么会出现这样的不同。
他们猜测，那些手术数量较多的医院比较愿意采用被其他医院拒绝
的肝脏，从而降低病人排队等待的时间。研究人员还认为，那些手
术数量较低的小型医院可能还存在人员不足的情况，没有足够的人
手进行紧迫的手术，病人等待的时间从而也就拉长了。

事实上，奥马尔发现，对于那些急需肝脏移植的病人，在不同的医
院所需要的等待时间是完全不一样的。他告诉我们，他还一直在寻找不
同手术团队手术成功率的数据。"你知道，我是一个科学家，我有数据
分析的背景。我知道不应该仅仅关注各个团队的最后结果。如果有那么
一家医院，他们接受了很多高危病人，这些病人的终末期肝病模型指标
都很高，医院给他们进行了手术，那么这些医院的手术成功率可能会比
那些非常保守的医院低，后者从来不接收高危病人，他们只接收那些终
末期肝病模型指标比较低的容易诊治的病人。"

这个时候，奥马尔还是全职在实验室上班，他想要尽快完成手头的
几项实验，好纳入自己申报的计划书里去，而申报就是几周之后的事情
了。这天中午，奥马尔合上电脑，去餐厅买三明治当午餐。在排队的时
候，他看到了帮自己评估移植手术指标的那位外科大夫。他们两个人相
互点点头，之后医生陪奥马尔走到餐厅的角落里，在一张空桌子上坐了
下来。

医生安慰奥马尔说:"不管你最后怎么决定,我们都支持,如果你准备换一家医院,我们也理解。但是我向你保证,如果你最后选择我们的医院,我们一定会竭尽所能,不管是对你还是所有的病人,我们都竭尽所能。"

奥马尔说:"谢谢,我了解你这份心。"

奥马尔研究得越多,他发现自己能够选择的医院其实也越来越多。他了解到有一种叫作"活体供者"的肝脏移植手术,这种手术从 1998 年开始逐渐流行,因为从逝者身上摘取的肝源供不应求,而在这种新的手术中,跟病人配对成功的健康人先摘取部分的肝脏,然后医生将这部分肝脏移植给等待移植的病人。对于捐赠者来说,这有可能带来严重的后果,但是概率比较小,绝大多数情况下手术还是比较安全的。只有在极端情况下,才会出现并发症导致捐献者死亡的事故。奥马尔现在的这家医院不进行活体肝脏移植手术,所以他去咨询了另外一家进行这种手术的医院。

在那家医院,一位资深的大夫认真看了奥马尔的病历,然后给他打了电话说:"你的终末期肝病模型指标非常高,一般来说我们不太给指标那么高的病人进行活体移植手术。不过下面的备注说你现在还在全职工作。"奥马尔告诉医生他确实在工作,而且知道他病情的人都非常惊讶。虽然肝功能和肾功能检查的结果都在恶化,但是他现在的自我感觉还是非常良好的。最后,医生说:"那样的话,如果你能够成功配型,活体移植也不失为一种可行的治疗方案。"

奥马尔非常清楚进行这种手术对于肝脏捐献者会存在一定程度的风险。他说:"一开始,我坚决不同意自己的家人为我提供肝脏。这手术毕竟有风险。我不想拖累家里人。"阿伊莎再三要求,如果她能够成功配对,她想捐献肝脏给奥马尔。但是奥马尔拒绝了。他说:"你不能有什么意外，我们的儿子至少得有一个亲人。"奥马尔有很多亲戚自告奋勇要求进行配型比对，结果他们中有两个人基因配对成功，而且这两个人都愿意捐献。不过进一步的医学评估发现，他们两人中一个是老烟枪，患有心脏病；而另一个则有先天性的凝固蛋白异常，手术大出血的风险非常高。

奥马尔告诉我们："我终于意识到，其实可供我选择的肝脏移植方案是非常有限的。于是我开始在好几家不同的医院排队等候肝脏移植，通过数据查看哪个州有最多的肝源。我当时想，是不是应该搬家到肝源比较多的州，没准这样才能够救我一命。"

一个周日的晚上，奥马尔熬夜赶要申报的计划书，结果感染风寒，发起了高烧。家人把他送进医院，医生发现他的脚底有一处伤口已经感染，细菌由此进入了他的血管。他在医院住了一周，在此期间使用抗生素进行治疗。阿伊莎请邻居帮忙照顾孩子，自己每个晚上都陪在奥马尔的病榻旁。住院期间，整个肝脏移植团队，包括那位资深医生，每天都会过来察看奥马尔的恢复情况。对于医生们的细致入微和认真负责，奥马尔印象非常深刻，他最后决定在这家医院进行手术。

自决原则与行善原则哪一个优先

根据奥马尔的调查研究，他发现自己很有可能没有办法在整个移植过程中给自己做决定。一般来说，当患者失去为自己做医疗决定的能力的时候，医生会请患者的代理人出面做出"代替判断"（substituted judgment），代理人会站在患者的角度，考虑如果是患者自己的话会做什么决定。代替判断的概念最早是在 1976 年的一桩著名的判例中提出的，即卡伦·安·昆兰（Karen Ann Quinlan）案。当时，美国新泽西州最高法院判决，因为当事人一直处于植物人状态，所以当事人的父亲应当充当代理人来做决定。法官要求代理人考虑到如果当事人还有决定能力的话，其意愿将会是怎样的，从而帮她做出医疗决定。

YOUR MEDICAL MIND
打破医疗思维的误区

从那个时候开始，代替判断就成了生物伦理学界和法学界在代理人进行决策方面的指导框架，因为这一原则保护了患者的自决原则。但是，许多研究显示，就算代理人事前曾经跟病人谈论过病人的偏好，甚至病人留下了书面的生前预嘱，代理人还是常常选错病人真正想要的方案。有一项分析对将近 2 600 组病人 – 代理人进行了几十次研究，研究人员给每组研究对象提供了各种假设的情形，要求代理人进行相应的判断，结果有三分之一的时候代理人的判断是错误的。而且，病人的喜好并不是一成不变的，所以病人在将来会进行怎样的选择非常难以预测，这又增加了代理人做出正确决定的难度。

亚莉克希亚·托克（Alexia M. Torke）医生是印第安纳州波利斯市雷根斯基夫研究所（Regenstrief Institute）和印第安纳大学老龄化研究中心（Indiana University Center for Aging Research）的著名学者，她是老年病学和医学伦理学方面的权威。她曾经这样评论"代替判断"："自从有了研究代理人做决定的理论框架以来，越来越多的研究发现'代替判断'这一概念，其本身的前提就是谬误的，根本没有办法实现维护病人自决原则这个公认的目标。"

行善原则

当患者没有办法自己做主的时候，还有一项原则，即行善原则。这一原则要求医生和其他医护人员有义务从病人自己的"最大合法利益"出发，将此作为自己行动的依据。当病人自决原则和行善原则相冲突的时候，例如患者在生前预嘱中说他希望这样，或者病人的家属代理人觉得患者会希望这样，但是这些想法跟医生心目中患者最好的选择发生了冲突。在这种情况下，法院和绝大多数的伦理学家都认为，**自决原则是优先于行善原则的。**

但是托克医生和同事进行的一项研究发现，当医生在制订医疗计划的时候，他们并没有将患者或者代理人的意愿摆在第一位。在一份有281名医生参与的调查问卷中，尽管将近四分之三的医生都认为在代理人决定制度下，患者自己的喜好是最重要的伦理标准，但是只有30%的医生表示在他们实际的医学决策过程中，患者的偏好是最主要的决定因素。虽然这些医生们会考虑患者自决原则，但是在他们看来，最重要的因素还是患者的最大利益（当然，这是医生自认为的最大利益）——这就是行善原则。所以，就算是病人准备好了生前预嘱，只有不到一半的时间，这些医生会认为这些预嘱是比较关键的考虑因素。

为了解释这些现象，托克提供了几个可能的理由。我们在前一章提到过，生前预嘱或者提前与病人谈论治疗方法很有可能不适用于目前的情况。此外，虽然医生受过培训，即病人和代理人的意见应该排在第一位，但是医生还是可能认为，为了病人好最起码两者是同样重要的；许多医生甚至认为，为了病人好，帮病人做主是自己的责任。此外，托克医生认为，医生会综合考虑病人的具体情况和他们自己的喜好，在此基础上做一个"综合性的判断"。

进行肝脏移植的需要越来越紧迫了。阿伊莎会成为奥马尔的代理人，因此她催促奥马尔赶紧告诉她，在他的治疗过程中她应做怎样的决定。

奥马尔说："只要医生说这么做没问题，我就希望你按照医生的建议来办。"

阿伊莎答应了他。

此时，奥马尔对于他的肝脏移植手术团队充满了信任和信心。他相信这些医护人员会对自己全身心投入，在他们心里，自己的利益是排在第一位的。虽然奥马尔对于手术的技术细节进行了广泛的研究，他最后还是决定，在他身上，行善原则排第一，病人自决原则排第二。

其他一些病人则坚持病人自决原则，哪怕他们的病情需要非常专业和复杂的医学治疗。一些人认为，只要能够获得专家的意见，从互联网和书本上获得关于病情和疗法的信息，病人就能够掌握足够的知识来行使自决的权利，而不必依赖医生的行善。还有一些病人，他们之前曾经经历过误诊或者医疗失误，或者他们的医生或护士判断出现过错误，这些事件会导致他们不敢相信自己的医护人员，哪怕这些医护人员名望很高，为人很好。还有一些病人，他们认为只有近亲和密友才能够充当代理人，因为只有他们才能够在病情快速变化的危急关头，真正了解自己的想法。

奥马尔终于治好了感染，他随即又投入到了紧张的工作当中。他想要检查一下实验数据，写完研究计划书的最后几页，却发现自己精力的不足。跟他一起合作的那位心脏病专家答应独自承担计划书的收尾工作。

一周之后，奥马尔又开始发高烧，之后腹部感到剧烈疼痛。阿伊莎送他去看急诊，结果医生发现奥马尔又产生感染了。这一次是腹膜炎，这是一种由腹腔中液体引发的感染。奥马尔在急诊室里沉沉睡去，接诊的医生跟阿伊莎说："他的肝脏正在衰竭，"一边说一边把奥马尔的血检结果给阿伊莎看，"而且肾也开始衰竭了。"

阿伊莎那双深棕色的眼睛噙满了泪水。

医生说："我们需要把你丈夫送到重症监护室去。他现在的情况非常、非常严重。"

阿伊莎告诉我们说："我们一度充满了希望，以为我们有半年到一年的时间把什么事情都准备好。"不过现在，时间一下子被压缩到了几周，甚至只有几天的时间了。

第二天一早，奥马尔仍在昏迷状态。重症监护室的医生开始给他注射抗生素，进行静脉注射前还必须控制剂量，因为此时奥马尔的肾已经没有办法产生尿液了。只见他的腹部开始肿胀，肌肉绷紧，这是感染扩散的症状。两天之后，情况变得更糟糕了。除了腹腔和血液中的细菌感染之外，医生还发现了真菌感染。要知道，真菌感染是很难清除的，而惯用的抗生素一般是在肝脏中代谢，毒性很大，尤其是对于肾而言。在重症监护室的第四天，奥马尔开始内出血，这正是严重肝病的常见并发症。医护人员开始给奥马尔输血，并且给他做了出血血管结扎手术。

阿伊莎告诉我们："我从来没有想到病情会发展得那么快。几个小时之内，情况就发生了剧烈的变化。我丈夫的情况真是非常糟糕，现在他根本没有办法自主呼吸，所以医生只好给他用了呼吸机。"在给奥马尔使用呼吸机之前，医生拿了很多文件让阿伊莎签字，之后，当奥马尔的肾脏也开始衰竭，必须进行透析时，医生又拿了很多文件过来让她签字。

阿伊莎跟我们说："他们给一份文件我就签一次字。"她跟奥马尔一样信任移植手术团队，对他们很有信心，认为医生们一定会维护好丈夫的最大利益。在这种情况下，患者自决原则和行善原则两者之间并没有什么冲突之处。

但是，并不是每一个代理人都能够有这样好的运气，相信医生一定会对自己深爱着的那位病人尽心尽力。有些人因为重大车祸而失去了行动能力，或者发生急性心肌梗死，罹患中风，他们被匆匆送进医院，其至亲很有可能此时才第一次见到医生。在这些时候，你不了解医生，医生也不了解你和病人，想要完全信任医生，相信他知道病人的"最大利益"何在，是非常困难的事情。缺乏信任的结果，就是代理人和医生往往会陷入无休止的争论当中。代理人会想，病人可是我深爱着的人啊——医生是不是没怎么思考就直接得出结论，病情会这样或者那样发展吗？医院和医生是否受到了保险公司的压力，要削减那些相对昂贵的治疗措施？如果病人年纪较大的话，代理人会怀疑医生是否有"老年人歧视"；医生是否不太愿意为老年人采取比较激进的治疗手段？

一些研究人员建议，代理人应当将患者的一些人生经历和医生分享。这样一来，家属能够帮助医生了解病人，让医生意识到虽然眼前的患者没有任何行动能力，浑身上下插满了导尿管、气管导管，左边用着监视器，右边用着维持生命的仪器，但是在生活中他是一个活生生的人。印第安纳大学的亚莉克希亚·托克医生发现，如果医生能够了解病人的生活经历，"就能够跟代理人同心同德，相互理解。这样一来，医生就得以把注意力从病人家属的要求和愿望上转移到病人自身的要求和愿望上，这是一种心理上的有利条件；同时，因为医生所听到的故事都是真实的，所以他也能够从实际出发"。

当医生了解病人的人生经历后，不论是代理人还是医生都会发现，采用我们之前提到的框架是非常有帮助的，一个人的喜好是什么，他的成长环境是怎样的，什么事情塑造了他的性格：这就包括了他整个家庭的价值观和人生观，之前的就诊经历，之前认识的人里面有没有过类似的患病经历，做过类似的决定。当然，转述的人生故事不可能完全属实，因为只有病人自己才知道具体的情况。但是就算只是点点滴滴也能够帮助代理人和医生更好地了解病人的喜好和思维方式。

不伤害才是第一要务

奥马尔的终末期肝病模型指标每天都在上升，终于，这项指标高到了一定的程度，医生们都认为奥马尔即将不久于人世。急诊室医生说："如果你想要让什么人知道奥马尔现在的情况，再不说就来不及了。我们也不知道他还能活多久。"

听到医生这样说，阿伊莎僵坐了半天。之前，她一直没有真正明白丈夫病得有多么严重。阿伊莎告诉我们："在这个时候，我才真的意识到了问题有这么严重。"她给奥马尔的一个哥哥打了电话，他也是一名医生，他说他马上就赶过来。阿伊莎回忆道："但是他跟我说，最后帮奥马尔做决定的人必须是我。对我来说这真是很艰难的事情。因为所有的压力一下子都到了我的肩膀上。"

每一天，阿伊莎都会在等候室里面坐很久，期望着她所谓的"一线希望"能够出现，奥马尔能够赶快好起来，能够有捐献的肝脏出现。她说："每个小时，医生都在处理一个接一个的问题，什么事情都必须亲力亲为，比方说给奥马尔换输液管，插管，做血液透析，想方设法控制他的感染。"

在重症监护室两周之后，奥马尔仍然深陷昏迷状态，肾脏无法产生任何尿液。虽然他的内出血止住了，感染也得到了控制，但是阿伊莎知道，丈夫的病情日渐恶化。她说："一开始，医生告诉我说奥马尔还很年轻，体格也好，他们想再等等看有没有更好的肝脏可供移植。之后，负责移植手术的医生找到我说：'我们直到现在都还没有找到合适的肝脏。一旦有可供移植的肝源，哪怕是感染了丙型肝炎病毒，我们也必须立刻做移植手术，因为奥马尔现在的病情非常严重，我们也不知道他能不能够熬过今天。'"

阿伊莎问医生说："你说给奥马尔移植一个有病的肝，这是什么意思？"

医生说："因为这有可能救你丈夫的命。如果肝源本身已经感染，移植之后可能不会马上发病，但是他必须接受针对丙型肝炎的治疗，而且治起来也不会太容易，此外，移植的肝脏也很有可能再度衰竭。你丈夫有可能必须再接受一次肝脏移植。"

医生停顿了一下，之后又补充说："我们现在需要明确，如果出现了我刚才说的那些情况，你还是否准备继续进行肝脏移植？"

阿伊莎不知所措。"让我好好考虑一下。"许久，她才挤出这么一句话。

现在，做决定的压力从医生的身上卸了下来，转而压在了阿伊莎的身上——她是奥马尔的代理人，她必须替丈夫做决定。

决策背后的心理学
YOUR MEDICAL MIND

自主原则

除了病人自主原则和行善原则之外，伦理学家和律师还提出了第三项适用于医学决定的原则，即"不伤害原则"（nonmaleficence）。简单地说，这项原则要求尽可能不要引起对病人的伤害。早在上千年以前，医学之父希波克拉底有句格言："不伤害，这是第一要务。"这成了西方医学的信条。不伤害原则适用于这样的情况，即病人或者代理人想要行使自决权而要求采用某种治疗方式，但是医生却觉得这种方式没有什么益处，甚至反而可能给患者带来风险。伦理学家和律师认为，在这些时候，只要医生认为某种疗法对患者很危险，他就可以拒绝服从患者或者代理人的要求。

不伤害原则正适用于阿伊莎现在所面临的处境。一方面，给奥马尔移植带有丙型肝炎的肝脏会让他染上一种严重的新病；但是反过来说，就算这枚肝脏有问题，移植之后还是能够救他一命。这个时候，医生必须在不伤害和行善两个原则之间做出权衡，因为移植有病的肝脏同时涉及了这两个原则。结果，医生还是把决定权还给了奥马尔的代理人阿伊莎——他们最后又回归到病人自决原则上来了。

那天晚上，阿伊莎给奥马尔最亲密的朋友打了电话。那是一位肠胃科医生。阿伊莎回忆说："那位朋友让我接受那例感染了丙型肝炎的肝脏。他说，现在就不要挑三拣四的了。他还解释说，如果不是因为奥马尔现在的状况非常糟糕，医生是不会提出移植感染了的肝脏这种建议的。"

接下来的整个晚上，阿伊莎都在天人交战，想着自己将来会不会后悔，到底应该给医生怎样的一个答复。她告诉我们说："我很担心奥马尔因为我的决定又染上其他的疾病。想要治好丙型肝炎并不容易，很可能最后他又要进行一次肝脏移植。我觉得很有罪恶感。但是如果我跟医生说不进行移植手术，我可能会更有罪恶感。"阿伊莎告诉我们，天刚破晓，她便给医生打了电话，同意进行这次移植手术。打这个电话之前，她哭了一个多小时。又说："这是救命的治疗办法——我知道，我只能同意，别无选择。"

阿伊莎告诉我们，两天之后，奥马尔已经完全"气若游丝"了。她回想起奥马尔曾经联系过另外一家医院，那家医院能做活体移植。在绝望和无助之下，她给那家医院主管移植手术的医生打了电话。她说："我当时就是想竭尽所能，什么都试一下。我说，现在把我丈夫送到你们那边还来得及么？但是那个医生说，现在奥马尔的病情很严重，吃不消转院，而且他们医院有规定，不能给使用呼吸机的病人做活体移植。"

好在奥马尔的主治医生明白阿伊莎的心情，她"不惜一切代价"也要挽回丈夫的生命。现在，对于阿伊莎而言，她不会去考虑损失厌恶，也不去担心将来会后悔；她不再考虑在奥马尔病重的情况下进行移植手术会有什么副作用，也不去想如果奥马尔生存下来生活会受到怎样的影响。她说："就算有副作用，也比奥马尔当时的情况要好。"在现实面前，任何代价都不值一提。阿伊莎告诉我们："宗教方面，我算不上非常虔诚，不过我还是有信念的。"她坐在奥马尔的床头，不断祈祷，不断地诵读《古兰经》中关于病人康复的段落。她说："我知道，能够做的我都已经做了，现在就看上天的安排了。"

一天晚上，阿伊莎在重症监护室陪床，她在随手翻阅一些杂志，突然间看到了一篇关于克里斯·克鲁格（Chris Klug）的文章。克里斯是一位来自科罗拉多州奥斯本地区的阿尔卑斯式滑雪运动员。20 世纪 90 年代初，克里斯在一次例行检查中发现自己患上了一种罕见的肝病——原发硬化性胆管炎。当时，克里斯正处在运动生涯的巅峰，能够百分之百的保持竞技状态，感受不到任何症状。很多年来，克里斯的自我感觉都不错，但是他的肝功能指标一直都在不断恶化。之后，他终于病倒了，他的终末期肝病模型指标也不断上升。他排了三个月的队，等到了肝脏捐献者。移植手术非常成功，手术之后七周，他又回到了滑雪场进行训练。2002 年，克里斯在盐湖城冬季奥林匹克运动会上还摘得了铜牌。阿伊莎告诉我们："克里斯在肝脏移植手术之后还能够在奥运会上获得奖牌，这让她意识到哪怕病人病得再重，还是有希望重新过上充满活力的生活的。"

这个故事给了阿伊莎很大的鼓励。可能性成了她希望的源泉，可以帮助阿伊莎面对奥马尔病重的残酷现实。如果只是从临床医学上做比较，克里斯的病情跟奥马尔的病情并没有太多可比性：克里斯患上的完全是另外一种肝病，而奥马尔的病情则严重得多，可以说已经在鬼门关上了：他现在有细菌性和真菌性血液感染、肾衰竭、体内大出血，还陷入了昏迷状态。但是杂志上的这则小故事确实帮助阿伊莎重新燃起了希望。

1 月 17 日下午，临近傍晚的时候，医生找阿伊莎谈话。

他说："我们不敢担保奥马尔还能够撑过今天。"

阿伊莎点了点头。

那天晚上，阿伊莎很晚才回到家，她给奥马尔的哥哥打了一个电话，告诉了医生对她说的话。阿伊莎安顿好儿子上床睡觉，自己则在睡觉之前又祷告了一番。

深夜一点，电话突然响起，阿伊莎惊醒过来。

电话是外科医生打来的。他说："别的州现在有一个可供移植的肝脏。前面有两家医院都很嫌弃，因为肝脏的捐献者是一个老头，之前患有癌症,还接受过化疗。我们不敢确定,好像这个捐献者还有丙型肝炎。"

阿伊莎花了一会儿工夫仔细考虑了医生的话。"你不是说奥马尔有可能撑不过今天么?"

"是啊。当然,没有人能够准确判断别人的死亡时间,"医生说,"不过奥马尔确实快了。"

阿伊莎说:"好的,请帮奥马尔做这个手术吧。"

一切都是为了患者的最大利益

移植手术一年半之后,我们又对奥马尔和阿伊莎进行了一次访问。奥马尔在康复中心静养了两个月后,又在家休息了几个月,通过物理治疗恢复自己的体力。现在他已经恢复了全职的工作状态。他说:"我现在感觉好极了,我一边在服用防止排异的药物,一边也在进行抗病毒治疗,避免乙型肝炎复发,总的来说肝功能还是正常的。我知道,现在我身上的这枚肝脏是一位老人捐献的,他曾经进行过癌症治疗,在我之前有两个医院都嫌弃这枚肝脏而没要它。我知道我当时的主治医生肯定是走投无路才最终决定要为我移植这枚肝脏的。不过他的决定非常棒,我应该感谢老天。这枚被人嫌弃的肝脏救了我的命啊。"

当然,结果也可能不像现在这样皆大欢喜。很有可能就算医生使尽浑身解数也没有办法帮助奥马尔走下手术台。实际上,奥马尔完全康复之后,其中一个住院医生就告诉阿伊莎,整个移植手术团队其实并不对奥马尔抱太大希望。重症监护室中一位资深医生跟另外的同事说,她从来没有见过病得那么重的病人居然能够从鬼门关上走回来。而且,就算奥马尔能够挺过手术,他也很可能会患上各种后遗症:虚弱、瘫痪、丧失语言能力，甚至长期处于植物人状态。

在我们的重症监护室里，有很多这样不幸的病人，他们承担着各种未知的风险。如果一个病人大限将至，基本上他都需要进行"冒险治疗"。这就包括长时间使用呼吸机、肾透析仪、心室插管或者各种侵入性的高风险医疗方法，关键是这些方法还没有办法保证一定能够让病人起死回生。退一万步来说，就算救回来了，他的生命状态又能有多好呢？

有好几项研究都在评估医生到底能不能够准确判断那些危重患者的病情发展。有一项调查重症监护室患者的研究发现，医生一般能够准确判断那些不太严重的患者的病情，但如果患者病情非常严重，他们预测的准确度就没有那么令人满意了。还有一项相关调查是在巴黎进行的，那项调查的医生非常容易走极端——要么就是太乐观，要么就是太悲观。

决策背后的心理学
YOUR MEDICAL MIND

概率模型

许多危重病医生想出了各种办法来评估对于危重患者的进一步治疗是否会"徒劳无功"。其中一种办法叫作死亡概率模型（MPM-II），这项模型能够预估病人在医院死亡的可能性。医生采用这个模型来判断是否应该把某个病人送到重症监护室，还用它来判断病人在进行了激进治疗之后病情是否会有好转。马萨诸塞州多家医院的研究人员通过评估死亡概率模型，认为"没有任何一个预测模型是完美的，对于某一个病人的病情，无法直接根据模型的评估就做出决定。如果医生想要拒收一个病人进入重症监护室，那么使用这种模型来估算的话是非常不准确的"。

APACHE II 评分 ① 是另外一种计算方式，它以器官的功能为考量，经常用于预测危重病人的存活概率。伦敦的盖伊医院（Guy's Hospital）曾经进行过一项研究。研究者每天都对重症监护室中 3 600 名病人用这种方法进行评估，最终发现这种方法存在一些漏洞：在所有被预测将要死亡的患者中，有 1/20 的人居然生存了下来，而且他们中多数人的生存状态还相当不错。因此，如果运用这种方法来判断是否应该终止抢救，很有可能葬送一些人重新康复并过上健康生活的机会。研究者认为，不同的社会有不同的文化，有的能够"接受"这种程度的预测错误，有的社会则不能忍受，这反映了不同文化对于个体生命不同的尊重程度。因此，研究者建议，人们不能够"仅凭"APACHE II 评分就停止对病人的抢救，相反，人们应该"把注意力放在"医生和代理人身上，让他们"更加充分地认识"实际病情，在此基础上进行充分协商。研究者们总结，除非终止抢救"符合病人的最大利益"，不然任何形式的放弃都是错误的。由于人们根本没有办法设计出判断效用的公式，因此研究人员认为医护人员应该坚持行善原则，即维护病人的"最大利益"。

终止对病人的抢救，这是医学领域最让人徘徊难过的事情。一般来说，正是因为有像奥马尔这样的特例存在，他们能够战胜死神，重返健康生活，医生们不会断然放弃对危重病人的救治。

要不要因为医疗费用而放弃

鲍里斯·威斯曼（Boris Veysman）是新泽西医科和牙科大学（简称 UMDNJ）的资深急救医生。2010 年，他在《健康事务》（*Health*

---

① APACHE II: Acute physiology and chronic health evaluation 的简称，即"急性生理学和慢性健康状况评估"。——译者注

Affairs）杂志上撰文，坦陈自己对于没有意义的抢救的态度发生了改变。他写道："作为一个医生来说，我曾经接触过无数残疾、残障或者只能依靠机器维持生命的患者，但是他们是那样地享受生命，并且希望尽可能地享受久一点。我曾经遇到过一些危重患者，他们挺过了各种冒险治疗，最后重新过上了美满的生活，为社会创造了许多财富。这些患者已经不记得病中各种痛苦和那些冒险疗法了，因为医生在合适的时机给他们使用了镇静剂……"

"生命是最宝贵的，无法重来。就算是最危重的绝症都有办法暂时治疗，缓解症状，控制病情，只需要非常简单的药物就能够缓解病痛的不适，甚至带来片刻的欢愉。在国际象棋里面，投子认输就意味着在还有机会的情况下放弃。对我来说，DNR[①]这个缩写有另外的含义，即'不要放弃'（Do Not Resign）。千万不要放弃我，特别是我现在还能够思考，能够交流，能够创造价值，享受生活。你在照顾我的同时其实也在照顾你自己，你必须要保证，在我最需要你保持乐观的时候，你还没有感到厌倦。"

"放任别人死去是容易的事情，但是维持病人的生命，让他感到自己的存在，则需要大量的努力、决心和毅力。"

阿伊莎非常认同这个观点。她告诉我们说："只要有任何挽救奥马尔的可能性，我都愿意尝试一下。只要医生觉得还有一线希望，就值得试一下。其他的东西，不管是什么，都是次要的。"

当然，器官移植治疗是非常昂贵的。一些医疗经济学家和保险公司的规划人就试图确定医疗支出的金额上限，从而明确能否进行昂贵的护理，什么时候又该终止。迈克尔·古斯马诺（Michael K. Gusmano）和

---

① DNR: Do Not Rescusitate 的简称，原意为"不用救治"。——译者注

丹尼尔·卡拉翰（Daniel Callahan）是纽约黑斯廷斯医疗中心（Hastings Center）的医生，他们对医疗经济学中的伦理问题进行了广泛的研究。他们在2011年《内科学年鉴》中的一篇文章里指出："一笔钱，对于一个病人来说物有所值，但是对于社会上的其他人来说可能就是浪费。"那么，两者之间的分界线何在？古斯马诺和卡拉翰在文章中还说："正规的经济学分析会用明确的标准来处理这个问题，这些标准会写得很清楚，给健康的经济效益设定一个清楚的界限。但是，这种标准的设定至关重要，也充斥着许多问题。"

决策背后的心理学
YOUR MEDICAL MIND

质量调整生命年

质量调整生命年（QALY）就是这样一项经济学标准，在医学界被广泛采用。这项标准计算的是根据病人生命质量校准过后一年的生命值。[1]英国国家卫生与临床优化研究所（简称 NICE）就采用这一标准来评估是否应该推广某一个新的治疗方法。虽然该研究所并没有明确的治疗经费上限，但是在考虑是否批准新药或者新的医疗器械时，他们还是倾向于将每个质量调整生命年的医疗花费控制在 20 000 英镑到 30 000 英镑之间（大约 42 000 美元）。

虽然说一年的生命算是一个客观的标准，但是质量调整生命年的批评者们指出，对于每一个病人而言，每个一年的生活质量其实是非常主观的，现有的方法根本没有办法准确测量。保罗·多兰（Paul Dolan）是伦敦帝国学院（Imperial College London）的一名经济学教授，他就

---

[1] 例如健康的一年记为 1，死亡记为 0，失明可能标记为 0.5。——译者注

认为 NICE 研究所采用的质量调整生命年评估办法是错误的。采用这种方法，调查人员会邀请健康人用寿命交换法或者标准博弈法对某种临床病症给出一个具体分值，我们在第五章里曾经详细介绍过这两种方法。多兰认为这种方法很有问题，因为健康人很难想象出自己没有经历过的某种疾病对自己会有怎样的影响，这一点我们之前也谈到过。诺贝尔奖得主丹尼尔·卡尼曼认为，质量调整生命年的方法就像是 19 世纪的物理学家想要测量宇宙中以太的黏度，但是以太这种物质其实根本就不存在。虽然质量调整生命年备受批评，但政府和许多专家还是建议将其作为健康医疗改革的一部分。

自决原则、行善原则和不伤害原则这三条伦理法则能够指导代理人做医疗决定。我们跟许多患者进行过访谈，并且使用了一些词汇来描述他们的思想状态，我们相信这些词汇能够进一步为我们提供思考的空间：笃信者和怀疑者；无所不用其极和尽量少干预；自然主义倾向或者技术主义倾向。

比方说，威斯曼医生就是一个笃信者，一个追求极致治疗的人，同时有着很强烈的技术主义倾向：他相信现代医学技术终将获胜，风险极小。奥马尔与他的医生的想法也大同小异：他们也都是追求极致治疗的人，相信科学和技术；对他们而言，许多激进冒险的治疗都是必要的，不是徒劳无功的，在进行肝脏移植手术之前和手术的整个过程中，只有采用了这些手段才能保住奥马尔的性命。阿伊莎是奥马尔的代理人，她也有类似的思维方式。其他患者的想法可能会完全不同，一辈子都采用完全不同的思维方式处理健康问题，他们可能是怀疑论者，是医学极简主义者，或者喜欢用自然主义的方式来治病。

通过了解患者在人生中所经历的风风雨雨，代理人和医生们能够把自己的想法与患者的喜好区别开。这样，代理人才能够在患者没有办法帮自己做决定的时候，更好地为病人做出抉择。

YOUR MEDICAL MIND

医生与患者的谏言

- 在生病住院时最好指定一个医疗代理人。
- 代理人做决定要依照自决、行善与不伤害原则，为患者着想。
- 在考虑要不要放弃治疗时，可以利用科学的概率模型和标准来帮助你做决定。

安杨
北京人民广播电台主持人，医患共同决策论坛发起人

我们每个人，其实都还有一个隐秘的身份：生命代理人。在你生命中与你拥有最亲密关系的人，当他在生命的最后阶段，把对他生杀予夺的权利托付给你的时候，你如何能够以最能符合他意愿的方式，帮他做决定。《最好的抉择》把你放在生命的两难时刻，教会你为自己和你最在乎的人做巅峰抉择。拷问的不仅是彼此关系的高度，更是生命意义的深度。

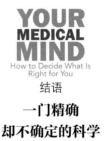

一门精确
却不确定的科学

> 医生就在每个病人的心中。
>
> ——艾伯特·史怀哲（Albert Schweitzer）

如果医学是一门精确的科学，比方说像数学一样，那么每个问题都会有一个正确的答案。你对于治疗方案的偏好无关乎"正确"的那个答案。但是医学是一门充满了未知的科学。

通过研究和数据，我们可以知道在 100 位像苏珊·鲍威尔那样的妇女中，会有一两位患有高胆固醇，但究竟是哪一两位呢？同样，我们也无法判断在300 位妇女中，有哪一位或者两位妇女服用他汀类药物会产生疗效。甚至通过检测带有遗传信息的 BRCA 基因，我们也只能得到一个癌症发病率的估计值。没有人能够确切地知道，哪位妇女会在哪个确定时间患上乳腺癌；也没有人能够清楚地指出心房颤动、前列腺癌或者其他的疾病会给个体的生活带来怎样的影响，某种治疗方案在某个人身上又会出现怎样的副作用。我们每个人都是由不同的基因组合以及各自的环境造就出来的独一无二的个体。怎样保持健康或者从疾病中康复，并没有一个统一的方法。

在这样的灰色地带，想要做决定往往并不容易，选择也往往不是那么明显。因此，**医学涉及医生和病人微妙并且私人的决定**。

这一本质性的问题往往被一些专家忽视，他们试图将治疗标准化，而不考虑病人的个体需求。虽然有人把这些公式当作科学来看，但是其实这种方法的实质是要把患病的经验转变成数字，这种努力的方向其实就是错误的，是徒劳的。然而保险公司和政府官员却总是在给医生和医院施加压力，要求他们通过各种公式把医疗服务标准化。保单设计人员，甚至是某些医生自己都宣称，把医学当作一门艺术的想法已经过时了。现在，医疗服务应当按照工业生产的方式来提供，医生和护士只要按照操作手册亦步亦趋就可以了。这些人甚至认为，医生和病人没有资格决定什么治疗方案最好。所以，当他们大谈医疗改革的目标是"以病人为中心"的时候，他们其实追求的是"以体制为中心"。

最近，我们听另一家医院的一位同事说，有一个行政管理人员现在常常坐在门诊间里，统计每一位病人从候诊室到检查室的时间，以及医生具体接诊的时间。这样做的目的是为了"提高效率"。但是人们需要一定的时间来探究自己为什么会有这样那样的偏好，来搞清楚他们的想法是否真的符合自己的最大利益。医生和病人进行长时间的沟通肯定缺乏"效率"，这种沟通与把医院和门诊当成流水线的思路格格不入。

最关键的其实是病人对于治疗方案的具体偏好。这才是基础，依此你才能选择合适的治疗方案，选择那些符合你的价值观以及生活方式的治疗方案。而想要搞清楚自己的医疗偏好，第一步就是明白自己的思维方式。

研究显示，60% 左右的美国人尝试过所谓的另类疗法，或者说自然疗法。这反映了人们的自然主义倾向，即只要为身体提供一个恰当的环境，充分追求身心合一，同时伴以草药、维生素以及其他自然产物，人体是能够自我复原的。当然也有一些人走到另一个极端，他们对于技术有着极高的崇拜，认为前沿的医学研究能够不断开发出新药，推出创新性的手术来解决问题。

另外，到底是要极简的治疗，还是要极致的治疗，这里也存在一个范围，我们中的每一个人都处于这个区间中的某一点。有些人对于自己的健康是非常积极主动的，他们骄傲地认为，自己越努力，结果就越好。尽管没有明确的临床数据支持，一些病人甚至是一些医生都认为，只要严格控制自己的血压，尽力降低自己的坏胆固醇（LDL），或者把自己的体重指数控制在推荐值以下，自己就能够活得更健康更长寿。他们追求在保健这方面充当急先锋。而与之相反，有些人则秉持极简主义的思维方式，只要有可能，他们就不愿意进行治疗。如果治疗无从避免，他们能少吃药就少吃，剂量能有多小就多小，他们会选择最保守的手术去治疗。极简主义者的信条是"少即是多"，他们认为风险和意料之外的后果将会远大于看上去能够起到的疗效。

还有一种分类，就是笃信者与怀疑者。笃信者在面对不同的医疗选择时，认为自己的问题总是有一个可行的解决办法的。他们对于自己的偏好心知肚明。而怀疑者呢，他们对于所有的治疗方案都抱有深深的怀疑。他们内心深处极度厌恶风险，对于可能出现的副作用以及药物和手术的局限性非常敏感。他们不停地质疑具体的某种疗法到底能够起到多大的疗效，反过来这些疗法又会带来哪些负面影响。

一个笃信者可能会有强烈的自然主义倾向，坚信自然的恢复能力，不愿意采用那些高科技的医学干预手段。一个笃信者也可能有科学技术的倾向，信赖现代医学的疗效。如果一个笃信者追求极致，他就会觉得只有尽可能多地接受治疗才是最好的方法，如果没有尽力，则是鼠目寸光；而如果一个笃信者追求极简，那么他会采取完全相反的策略。比方说，我们的一个朋友就算是一个笃信者，他也是一个有强烈自然主义倾向的极致主义者。他的橱柜和冰箱塞满了瓶瓶罐罐的营养补充剂，他还会定期去做针灸治疗，从而保证自己处于"健康状态"。如果有什么不舒服，他就会去看顺势疗法的医生。我们还有一个朋友，此人也是一个具有深厚自然主义倾向的医学笃信者，但是他在治病的时候追求极简主义。这位朋友不会定期吃维生素，但是如果有必要进行治疗的话，她会选择吃草药，不过一定要是最小的剂量。同样，那些具有技术倾向的医学笃信者有可能是极致主义者，也有可能是极简主义者。

一般来说，医学上的怀疑论者一般都信奉极简主义。他们不会去细究具体某种疗法的渊源，不管是处方药还是草药补品，他们一概都持怀疑态度。有些人从小就是怀疑论者，因为他们生长在那样的环境里；还有一些人则是因为某项错误的诊断或者失败的治疗而受到了打击，从而开始对医学半信半疑。

怀疑论者的感觉并不好。这种态度总是会带来严重的决策冲突。一方面，这种怀疑精神能够避免你做出冲动的决定，反之也有可能让你左右为难、犹豫不决。到头来，等我们生了病，最终还是希望能够有那么一种疗法能够药到病除的。

等你想清楚自己到底属于哪种医学思维之后，最关键的是静下心来好好想一下，到底有哪些看不见的因素会左右你的思维，影响你的决定。

美国国家科学院医学研究所指出，"患者知情选择权"是"保证医疗质量的最关键因素"。对此我们不禁要问，所谓的知情权，到底指的是什么？这一方面意味着患者应当知道某种特别的手术或者药物的相关数据、可能的疗效以及副作用，但另一方面还意味着患者应当清楚这些数据的呈现方式有可能具有迷惑性或误导性。

比方说，在患有某种严重疾病的人当中，35% 的人在进行某种治疗之后得以康复，这种说法听上去会让人充满希望；但是反过来，如果说 65% 的人在接受了这种治疗之后仍然不治而亡，听上去则悲观得多。这两种表达方式描述的是同一组数据，而且都遵循了事实。正因为如此，如果能够在心里"换个角度"考虑一下自己的立场，从正反两个方面来评估各种信息，肯定是有价值的。

如果是要评估文字而不是数字，那么表达方式的变化就更加微妙了。比方说，如果说一种药物"对于大多数病人都有效果"，听起来跟"这种治疗方式对于 51% 的病人有效果"不大一样，后者当然更明确些，但是两种说法其实都没有错。所以患者明白数字背后的言下之意是非常重要的。

最后，如果想要明确地理解某种疗法的意义，病人应当尝试着理解"多少人需要接受治疗"，也就是说，在患上类似疾病且接受同样治疗方式的患者中，在多少个人中才会有一个人真正看到疗效，或者得以治愈。类似还有"多少人需要受到伤害"，也就是接受同样治疗的患者中，在多少个人里面会有一个人出现副作用。这些数据能够更好地反映治疗的风险。辅助决策项目通常会提供这类数据，当然你的医生也有可能会主动提供给你。在苏珊·鲍威尔的例子里，"多少人需要接受治疗"这一数字帮助她下定决心，不去服用他汀类药物。苏珊通过这一数字了解了服用他汀类药物对于她个人来说会有怎样的预期效果，并且按照她自己的思维方式权衡了一下这种效果是否值得追求：她是一个怀疑论者，同时也是一个极简主义者。当然，对于像米歇尔·伯德这样的人来说，同样的数据会起到相反的作用。米歇尔是一个笃信者，一个追求极致治疗的人，同时非常相信最新的医学技术。数据坚定了她进行积极主动治疗的目标，她会尽一切努力避免将来患病。

在进行医疗决策的时候，时刻警惕人类对于数据的认知陷阱是非常重要的。只有搞清楚了所有这些隐藏着的可能影响，你才能更加确信自己所做的医疗决定是正确的。比方说，心理学研究证明，我们所有人都会觉得失去的痛苦大于获得带来的喜悦。这种对于失去的厌恶会让我们把注意力放在可能出现的副作用上面，而不去考虑能获得的肯定疗效。

另外一种对于思维方式的影响是所谓的"聚焦错觉"。我们在试图预测将来的时候，往往会把注意力放在生活的某一个方面，这个方面会受到当前治疗方案的负面影响。这种注意力会最终左右我们做出怎样的决定。但是这种"聚焦错觉"没有考虑人类强大的适应能力，就算没有办法"完全"健康，我们还是有办法去享受生活的。如果病人设想诸如结肠造口、双乳切除或者前列腺切除等手术之后的生活，在"聚焦错觉"的影响之下，这种设想肯定会被扭曲。虽然疾病和手术造成了生命中的空白，但是我们很难去设想生命中还有其他的部分能够填补这些空白。

如果真的想要填补这些空白，我们不妨试着了解一下经历过类似手术治疗的人的亲身经历。别人的亲身经历会对我们产生巨大的影响，这被称为"易得性偏差"。如果一个亲戚或者朋友在手术之后很适应新生活，这种故事有可能帮你拓宽眼界，更加全面地评估自己的未来。换个角度讲，如果你的父亲、姐妹或者密友在服用某种药物或者进行某项手术之后产生了严重的副作用，那么你采用同样治疗方式的可能性就比较低。而且，就算你并不认识什么人因为某种治疗获得了疗效或者遭遇了副作用，但是新闻媒体或者网络上还是会充斥着数不清的类似故事或者亲身经历，这也会成为产生"易得性偏差"的基础。对许多人来说，正是这些偏见决定了他们的医学偏好。

但是这种偏好必然会带来一些负面影响。这种偏好可能会让你认不清当前的现实。要想避免这种对于现实的扭曲，最好的方式就是在大量全面信息的基础上去理解这些故事，也就是说，病人需要理解关于风险和疗效的相关数据，特别是"多少人需要接受治疗"以及"多少人会产生副作用"。

当你有意识地对各种信息进行分析的时候，你一方面要留意这些认知陷阱，另一方面要考虑自己想要多少自主权或者说控制权。我们采访的一些病人，他们想方设法去控制自己治病过程中的每个细节。另外一些人则没有这么强的控制欲。可以说在治病的过程中没有什么"通用的原则"，要掌控自己的治病进程，不是说做一个决定就足够了。相反，你要先搞清楚自己属于哪种人，对于治疗过程想要多少掌控力，随后，如果你对医生建立或者丧失了信心和信任，你可以再考虑一下是不是要调整之前的想法。

人们经常向我们咨询，谁才是治疗某一种疾病"最好的"医生。一个标准是医生对于你的情况和治疗方案的了解程度，他对于相应医学数据的掌握情况，也就是专业上说的"循证医学"。但是我们认为最好的医生还会继续深入，实行"判断医学"，即他们会斟酌手上已经掌握的各种证据，之后再根据病人的具体情况进行评估。

一些病人总是想去找思维方式和自己类似的医生：一个无所不用其极的病人可能比较中意奉行极致主义的医生；反之，一个极简主义的病人则想去找一个赞同自己观点的医生。但是在本书中，苏珊和卡特医生，米歇尔和亚历克斯医生，他们的思维方式就完全不同。虽然医生几乎并不同意患者所有的选择，但他还是会想办法去了解每一位患者的偏好和价值观，尽管有时候和他自己的想法不同，但是他仍然会尊重患者。患者当然不希望医生把他的偏好强加给自己，但是患者应该也不愿意遇到那种"好好先生"似的医生，你想怎么样就怎么样，这样一来患者从医生那里获得的东西也有限。可以说，在你的决策过程中，如果医生一方面提供帮助，一方面又指出存在的问题，你可能会获得更多的东西。

写作这本书在很大程度上改变了我们。这本书改变了我们作为医生帮助病人做出医疗决定的方式。我们每天都在医院工作，当面对那些需要挑选治疗方案的病人的时候，我们发现自己其实就在使用这本书里出现的各种说辞：极简主义者和极致主义；笃信者和怀疑者；自然主义和医学技术派。我们发现，当我们帮助病人做决定的时候，会更多地考虑病人自主权和可能的后悔。当我们提出这些关键词之后，病人会采用这些说辞和概念，在此基础上发挥，从而更好地解释自己的观点和思维方式。写作本书同样也改变了我们对于自身疾病治疗的看法，帮助我们认识到为什么我们会按照自己的方法治病，自己的偏好又是从何而来。

做出医疗决定的过程是一个互动的过程。你最初的想法和思维方式，想要把握的自主权以及别人对你的影响，都会随着治疗过程而改变。我们希望，本书中提出的一些观点能够帮助你更好地了解你的健康观，而不必等到必须去见医生或者进医院时才知道；能够帮助你更清楚地向医生解释自己的想法；能够帮助你在从医院回家之后更加深刻地考虑究竟应该如何。这样一来，你就走上了正轨，能够以充分的理由选择合适的治疗方案。

马彦茹
中国医师协会毕业后医学教育部副处长

这 16 个故事，反映了医患共同面对疾病、了解病情、反复沟通、穷尽医术、共抗疾病的过程，这种智慧，处处体现了医学的人文本质。

致谢

在写作本书的过程中，有许多病人和家属向我们敞开心扉，分享了他们的故事。对于他们中的每一位，我们的感激之情都无以言表。我们努力地解读他们的想法，体会他们的心情，理解他们想要传达的经验教训。如果有任何理解上或者表达上的不足，都应归咎于我们。

威廉·莫里斯经纪公司（William Morris Endeavour）的苏珊娜·格鲁克（Suzanne Gluck）是我们的代理人，是她促成了本书的出版。她坚信我们能够成为一个团队，通力合作，互补互助。正是她的这份执着鼓励了我们开始创作本书并坚持到底。在本书写作进程中的每一步，她都为我们提供了宝贵的见解和建设性的批评意见。

来自企鹅出版集团的埃蒙·多兰（Eamon Dolan）是我们的编辑。他不仅擅长黑色幽默，还在整个过程中强有力地引领着我们，每当我们偏离主题时他便会把我们拉回来。埃蒙非常严格地（尽他所能地态度和蔼）督促我们把自己的想法写得清楚并且连贯。任何一个能与他合作的作者都是非常幸运的。我们的出版人安·戈多夫（Ann Godoff）以其卓越的才智和专业技能帮我们打造了本书。她的眼光和奉献精神对我们而言意义重大。我们还非常感谢企鹅出版集团其他的一些非常专业的工作人员，他们是：Sarah Hutson、Tracy Locke、Emily Graff、Katherine Griggs、Sona Vogel 还有 Darren Haggar。

我们还想特别感谢帮我们拍摄英文版图书封面照片的优秀摄影师谢莉·哈里森（Shelly Harrison）。

从本书的正文和注释中都能清楚地看到，我们从许多学科中汲取了养分，包括心理学、认知科学、经济学、历史、数学，当然还有医学。如此广泛的涉猎范围与一位才华横溢的人物不可分割，这个人就是 Youngsun Jung，她在研究思路、事实调查还有文稿准备方面的努力与才华无与伦比。

我们还得到了来自无数朋友和同事的支持鼓励以及建议意见，他们是：Ron Ansin、Arthur Cohen、Tom Dyja、Nora Ephron、Myron Falchuk、Carol Greenlee、Rabbi William Hamilton、Susan Harrison、James Hennessey、Tony Hollenberg、Keith Johnson、Alex Joseph、Hercules Kyriazidis、Annik LaFarge、Emily Lazar、Anika Lucas、Norman Manea、Ted Marmor、Ben Mizell、Peter Moschensen、Stephen Nimer、Johanna Pallotta、Nick Pileggi、Thomas Ramsey、Dina、Michael、Oudi Recanati、Frank Rich、Maria Rossano、Harold Rosen、Julie Sandorf、Stuart Schoffman、Shanti Serdy、Michael Share、Judy Shih、Jodi Silton、Chris Smith、Abe Steinberger、Cindy Steinberger、Jeffrey Tepler、Sarah Elizabeth Button White、Jay Winik、Alex Witchel、Ed Zwick。在写作本书的过程中，我们有幸见到了 Rabbi Yitzchok Itkin 和 Rebbetzin Chanie Itkin。他们的专长与才智给了我们很多灵感。我们也有幸见到了他们的爱女 Chaya Mushka。

在我们家里有许多笃信者与怀疑者，极致主义者与极简主义者，有些人倾向自然主义，有些则倾向于科学技术。我们非常感谢他们所有人的建议。我们的孩子 Steve、Mike 还有 Emily 无数次在晚餐中听我们谈论这本书（有时候也不是那么情愿）。他们总是毫不犹豫地对我们的观点和采取的文风提出自己的见解。我们也从兄弟姐妹那里得到了非常宝贵的意见，他们是 Meryl、Lori、Lenny 和 Judy。

在过去的几年中，我们非常荣幸可以在与许多人共事的过程中锻炼我们的思维，提高我们各自以及共同写作的能力。这些人是：《美国内科医师学会》月刊（*ACP Internist*）的 Ryan DuBosar 和 Janet Colwell，《新英格兰医学杂志》的 Debbie Malina，《纽约客》的 David Remnick、Dorothy Wickenden、Henry Finder、Daniel Zalewski、Andrea Thompson，《纽约书评》的 Robert Silvers，《华尔街日报》的 Dorothy Rabinowitz、Robert Pollock，《纽约时报》的 David Shipley，还有《新共和》的 Marty Peretz、Leon Wieseltier。感谢所有人。

引言

1. 美国密歇根大学的研究者对全美 40 岁以上的成人进行了一项全国性的常规医疗决定调查。调查结果显示，在两年的时间里，3 300 万人考虑为升高的胆固醇服用药物，2 700 万人考虑为高血压服药，1 600 万人考虑为抑郁症服药；而考虑进行白内障手术、髋关节或者膝关节置换术以及针对下腰痛而进行手术的人数分别为 1 000 万、700 万和 700 万。

2. 戴夫·西蒙罹患的心房颤动是一种心跳异常的病症，在美国和欧洲这种疾病越来越常见。美国总人口的 1%～2% 会受到这种疾病的困扰，在接下来几十年里，随着人们寿命的提高，这个比例还会继续上升。对于 40 岁以上的成年人，一生中出现心房颤动或者心房扑动（这是另一种相关疾病）的概率大约是 25%。

3. 人体血液中高胆固醇和心血管疾病两者之间的关系，是通过著名的马萨诸塞州"弗雷明汉心脏研究"这样的大型流行病学研究项目发现的。研究者对当地居民进行了几十年的跟踪调查，不仅分析了居民们血液中的胆固醇等血脂指标，还分析了他们的高血压、糖尿病以及吸烟等个人生活习惯。

4. 米歇尔·伯德在服用了第二种高血压药物以后出现了腹痛的副作用，这种副作用并不常见。有分析指出，像米歇尔·伯德所使用的那种高血压强力疗法正显示出不错的疗效。虽然缺少有力的数据支持，但是许多偏好高血压强力疗法的专家都倾向于同意这一点。

03　如何找到对自己有效的疗法

5. 在对于格雷夫斯病的治疗方法中，不同的病例会有细微的差别，需要根据甲状腺的大小、是否有眼畸形（称为格雷夫斯眼病）等情况来判断。

6. 帕特里克·巴普提斯去不同的医生那里看了糖尿病，对于如何控制他的血糖，不同医生给出了不同的意见。这里，我们需要知道，虽然专家们通过研究都能获得同样的"素材"，但不同的专家组对于如何监控和治疗糖尿病在许多方面都有分歧。

7. 如果使用伯努利公式来评估心房颤动将会更加复杂，因为公式的第一部分，即结果概率，对于个体而言是无法获知的，只有在成组的病人中才会知道。年龄、性别、基因、生活方式、饮食习惯、当前的医疗水平以及许多其他各种变量都会影响到使用抗凝血药时中风或者出血的概率。耶鲁大学医学院的丽安娜·弗伦克尔（Lianna Fraenkel）博士和特里·弗里德博士曾写过一篇文章，讲述了对于患有心房颤动的单个病人，想要算出他使用抗凝血药治疗出血概率的准确信息，是一件非常难的事情。对于那些年长的病人，或者是同时患有其他疾病（例如糖尿病、肾病或者平衡感有问题）的病人而言，这种困难尤为突出，因为那些有关使用抗凝血药的风险和益处的数据，其研究对象通常都不包括有这些情况的病人。

8. 有关亚历克斯·米勒这一病例有一些相关数据：首先应该认识到治疗绝对的好处及治疗后发病率可相对降低。有一项针对轻微高血压患者的研究，其中大部研究对象均小于 65 岁，他们的舒张压为 90～100。通过 17 次的对比研究发现，经过治疗，这些研究对象的冠心病发病概率降低了 16%，中风的概率降低了 40%。不过，绝对的好处则与心血管并发症的发病概率相关。你需要经过 4～5 年的治疗，才能让 0.7% 的病人预防冠心病复发，1.3% 的病人预防中风复发，加起来一共是 2% 的病人，而死亡率则下降了 0.8%。因此，如果计算需要治疗的人数，那么你需要通过高血压药物来给 100 个病人治疗 4～5 年的时间，才能让其中的 2 人不会得心血管并发症。反过来，这意味着 100 位病人中的另外 98 位病人都不会从治疗中受益。收缩期高血压常见于老年人，他们通常只是收缩压上升，舒张压不会上升。对于收缩期高血压，你需要为 18 个病人治疗 5 年才能防止其中的 1 人患上心血管并发症，也就是说 18 个年长病人中的另外 17 个并不会明显受益。有关病人对于这些数据的理解以及对于高血压治疗的选择，美国灯塔出版社（Beacon Press）有一本书总结得非常精彩，这本书是 *Overdiagnosed: Making People sick in the Pursuit of Health*。值得一提的是，欧洲人对于高血压有着不同的定义，他们的参考值比美国人高了 5～10mmHg。这是因为在定义一种疾病时，不同的专家会引导委员会从不同角度考量同样的数据库，另外重要的一点是他们对于治疗的风险和收益考量不同。

9. 2006 年 11 月至 2007 年 5 月，密歇根大学的研究者们在全美范围内进行了一项有关医疗决定的调查。他们在全美随机抽取了 3 100 名 40 岁及以上的成人对他们进行了电话采访。研究者们会询问受访者一系列有关 9 项常规医疗决定的问题，受访者们有可能在过去的两年中与医生讨论过这些问题。这些医疗决定包括给高血压、高胆固醇或者抑郁症买处方药，给结肠直肠癌、乳腺癌或者前列腺癌做筛检，或者为下腰痛、白内障、膝 / 髋关节置换做手术。在这 9 项医疗决定中，82% 的人都在过去的两年中至少做过其中的一项决定，56% 的人做过两项或者更多项决定。72% 的人至少跟医生讨论过一次癌症筛检，43% 的人考虑过服用上述至少一种药物，16% 的人跟医生讨论过至少一项手术治疗。截止到 2006 年 7 月，美国大约有 1.3 亿名年龄在 40 岁及以上的成年人，根据调查结果来推论，其中大约有 3 300 万成年人跟医生讨论过服用药物治疗高胆固醇，2 700 万人讨论过服用药物治疗高血压，1 600 万人讨论过服用药物治疗抑郁症；超过 1 000 万人考虑过进行白内障外科手术，大约 700 万人考虑过因为下腰痛而做手术，或者置换受伤的膝关节或髋关节。不到一半的病人记得他们被问过对于胆固醇药物或者控制血压药物的偏好。

04 未来会不会后悔现在的决定

10. 詹姆斯·温斯坦（James Weinstein）博士是达特茅斯 – 希契科克医疗中心（Dartmouth–Hitchcock Medical Center）的整形科医生。他主张在整形手术的过程中采取医生和病人共同做医疗决定的方法，因为之前的数据往往非常有限，而且效果也往往因人而异。

05 听听病友的意见

11. 在美国，前列腺癌是除了皮肤癌以外最常见的肿瘤疾病。2010 年，大约有 212 000 位男性被诊断出患有前列腺癌。美国的男性在一生当中患上前列腺癌的概率是 16%，但死于前列腺癌的概率是 2.9%。数据表明，前列腺癌的发展速度通常极其缓慢，大部分男性会在其发病前就由于其他原因而死去。同时，在已知患有前列腺癌的男性当中，如果癌细胞尚未扩散，并且病人接受治疗，那么其 5 年之内的存活率是 100%，而对于那些在发现的时候癌细胞就已经扩散的病人而言，他们 5 年之内的存活率大约是 32%。因此，已经扩散的肿瘤一般没有办法治愈。

12. 丹尼尔·吉尔伯特针对哈佛大学的本科生进行了一项实验。试验中，他询问学生们一个非常有趣的问题：如果人们将来得了某种疾病，想要更加准确地预测自己的感受，究竟是阅读一个假设的场景故事比较有帮助，还是跟一个与自己背景相似，同时患上这种疾病的人谈一下更加有帮助？同样的实验吉尔伯特进行了好几轮，他发现，学生们在阅读了假设场景故事之后，并不能够帮助他们准确预测自己将来患上这种疾病的感受。但是实验对象跟患了这种疾病的其他人讨论过之后，实验对象对疾病的预测就准确得多。这则研究促使我们去寻找那些跟我们类似的人，去聆听他们接受某种治疗或者与病魔抗争的故事。与到网上去找那些随机的逸事或者病人的随笔相比，同患者对谈的方法能够更好地获得相关的知识。

13. 健康的人群之所以会错误估计某种临床疾病给自己带来的影响，主要是因为：(1) 聚焦错觉，比方说，如果要一个人去设想进行结肠造口术的场景，他肯定只会考虑到随时佩戴塑料粪袋的不便，以及在沙滩穿泳衣时的尴尬，却不会去考虑那些完全不受这个手术影响的生活其他方面；(2) 低估了自己的适应能力，也就是说，人们不会考虑到在患病或者伤残之后，自己的情绪会怎样随着时间的流逝而改变。

14. 彼得·于贝尔及其团队花费了 10 年的时间对 195 名接受了结肠造口术的病人进行了调查。将近一半接受调查的病人又重新恢复了结肠功能。研究人员比对了生活质量和情绪变动等一系列因素，他们发现，在只进行了结肠造口术和在手术之后又恢复结肠功能的两组病人中，各项指标并没有什么显著的区别。这项调查结果说明，进行结肠造口术对于生活质量的影响其实并不大。那么，究竟是什么原因才导致人们对于结肠造口术给出这样相反的回答？于贝尔和他的同事们推测，那些恢复结肠功能的人对于结肠造口术的记忆是不确切的。而这种回忆偏差（recall bias）会产生非常深远的影响。

15. 当人们要去设想自己并不熟悉的场景的时候，人们会去比较这个设想场景与现状最显著的区别到底在哪里，然后简单地把注意力放在这个不同之处上，由此错误地估计了自己因为形势变迁而产生的情绪变化。这就是人们常说的"聚焦错觉"。在美国中西部念大学的学生跟那些在南加州念大学的学生相比，两者报告出来的幸福指数其实差不多。但是这两组学生都会预计，说加州的生活要比美国中西部的生活好得多。为什么会出现这种情况？因为人们只是简单地把注意力放在南加州怡人的气候上了，他们没有考虑那些跟天气没有关系，但是却实实在在能够让大学生活缤纷多彩，或者无聊枯燥的因素。在回答的时候，学生们似乎忘记了大学生活幸福与否，其实取决于你平时跟什么样的朋友打交道，而不是取决于在跟这帮人一起出去玩的时候，天气到底好不好。在医学上，聚焦错觉会让人们对"残疾"充满偏见，因为人们常常会高估慢性疾病或者残疾对于情绪的负面影响，这个时候，他们往往简单地把注意力放在生活中受到影响的方面上，以为生活将要变得糟透了，但是实际情况并不是这样的。

16. 达纳·詹宁斯进一步回忆道："我已经度过了前列腺癌治疗的第三阶段，目前状况良好。我现在 52 岁，离我诊断出癌症已经过了两年。现在我充满了活力，定期去锻炼，血检非常正常，因癌症检查我一年只去两次医院。但我的治疗有一个副作用，非常顽固，那就是勃起功能障碍。前列腺癌及其治疗会给男性的日常生活带来影响，经常会导致阳痿和失禁。（我的膀胱控制能力逐渐恢复了，但是我也经常出现突如其来的小便失禁。）那有勃起功能障碍的人该怎么办？……真正的男人气概应该体现在爱和善良上。你需要有责任心，有荣誉感，努力工作，以最好的方式抚养你的孩子，对他们充满关爱、尊重，并对他们加以管教。"

06　我的病情我参与

17. 人们可能会像朱莉·布罗迪一样去翻自己的名片夹，然后联系那些知道谁可能是最为出色的医生的"圈内人"。也有些病人可能会去查阅一些周边城市的公开榜单，例如《纽约杂志》（*New York Magazine*）或者《波士顿杂志》（*Boston Magazine*）上的榜单。如今，互联网上的评分网站铺天盖地，从厨师到油漆工，什么职业都能找到，大众给医生的评分网站也数不胜数。

这里面许多对医生的描述都仅来自病人的言辞，往往也不会经过审核。这些网上的文字有一部分可能是准确的，而其他的一些则只是反映了病人对于医生的个人看法，这些病人可能非常喜欢他们的医生，也可能跟他们的医生关系一般，这些看法都很可能对你来说没有什么参考价值。

18. 对病人来说，有一些数据还是比较有参考价值的。比方说，一位医生曾经进行过的手术的多寡，往往跟他的手术水平有正相关关系。原因在于，进行某种手术，其实存在一种人们常说的"学习曲线"。同样的道理，安全方面的数据也是很有信息量的。比方说一家医院之前有没有出现严重并发症的医疗事故；这些统计数据必须准确，而且这些感染事故应该是能够避免的，比方说护士将导管插入病人的血管中。但是在安全问题之外，想要评估"医疗服务的质量"，肯定会遇到很多困难，因为很多的临床医学问题非常严重非常复杂。比方说，一位心脏病专家，如果他只是去选择治疗那些病情较轻的病人，那么他的治愈率结果肯定比较高，保险公司的治疗报告卡肯定也比较好看；跟他相比，另一个接诊疑难杂症病人的心脏病专家的结果肯定要难看得多。这些病情复杂的病人们需要医生花费更多的时间，也会产生更高的费用。事实上，根据伯明翰女子医院的一项研究，波士顿的一些心脏病专家会避免接收那些病情非常严重而且复杂的心脏病病人，因为他们担心这些病人会让他们的报告卡难看。

19. 对医疗提出批评质疑的大部分是外科医生。他们根据在美国进行的研究发现，其中较多妇女在进行乳房切除术的同时会切除淋巴结，而肿瘤在同一部位复发的概率则小于那些英属哥伦比亚或丹麦的患者。朱莉·布罗迪的肿瘤医生在病例讨论会上讲到她的病例，这引发了医生们的讨论。讨论会上的医生，包括给朱莉做过手术的那位医生指出，大部分被检查出有1～3个阳性淋巴结的病人，在进行彻底切除术时，实际上会被发现有4个或者更多阳性淋巴结。这样一来就明显增加了这些选择彻底切除术的病人的存活概率。而她的外科医生说："如果不进行放疗的话，她之后的情况应该也还是不错的。我切除了所有应当切除的淋巴结。"

20. BRCA 检测是一项前沿的基因检测技术。2000 年，人类基因组得到了解码，我们 20 000 多表达基因的片段公之于众。媒体将此项成就形容为"生命密码"的解码，通过这一细致入微的蓝图，我们能够知道我们中的每一个人是怎样被造就的。科学家和政府向所有人公开了 DNA 密码，互联网上就有。与此同时，生物科技公司宣布他们愿意为个人有偿提供其基因图谱，由此你可以了解到你在基因上患上一系列疾病的风险概率。而科学家、伦理学家、心理学家和临床医生之间由此也产生了激烈的争论。对于今后患上某种疾病的风险，人们想要知道多少？这些信息他们知道了又能怎么样？到底是不是要做这样的检测，做了检测之后又能如何，这些问题其实都是围绕损失厌恶产生的。还记得我们前面所说的吗，我们对于损失的感受远远大于对获得的感受，因此许多人会把注意力集中在副作用上，而不是潜在的好处上。了解到你在基因上有患某种疾病的可能性，其副作用很可能是情绪上的：焦虑、恐惧、沮丧还有担心，而且进行基因检测不仅仅只是为你自己，也是为了你的兄弟姐妹和子女。在当下，你又做不了什么来降低将来可能患上某种疾病的概率，此时这种负面的情绪会尤为强烈。阿尔茨海默病就是这样。其他一些人会寻找有关风险的信息，相信这能够帮助他们安排好生活中的轻重缓急，或者促使他们开始一项学术研究，对科学做出贡献。

07 患者与医生谁更有"权"做决定

21. 虽然慢性淋巴细胞白血病是一项非常常见的血液病，但是对于是否应当进行治疗，怎样治疗，专家之间的意见仍然不统一。有关这些决定的主要指标包括白细胞升高的比例，诸如 ZAP-70、CD38 之类的预后分子指标，还有未变异免疫球蛋白 Bh 基因。总的来说，病人需要三个月检查一次血细胞计数，同时也应做体检。很多血液病医生不仅会追踪血液淋巴细胞的上升率，同时也会检查是否有体重减轻、发烧或者流血等新症状。临床研究显示，血液淋巴细胞数目在 12 个月之内就会加倍增长的病人，其存活率远远低于血液淋巴细胞增长速度较慢的病人。到了这个时候，一些临床医生就会开始给病人进行治疗，也有一些医生不会仅根据血液细胞增长的时间就决定是否要开始治疗。另外，血液淋巴细胞的绝对数量也需要加以考虑。如果有一个病人在其患病初期，血液淋巴细胞从 10 000 增长到了 20 000，这跟血液淋巴细胞从 75 000 增长到了 150 000 的人相比严重程度是不一样的。

未来，属于终身学习者

我这辈子遇到的聪明人（来自各行各业的聪明人）没有不每天阅读的——没有，一个都没有。巴菲特读书之多，我读书之多，可能会让你感到吃惊。孩子们都笑话我。他们觉得我是一本长了两条腿的书。

——查理·芒格

互联网改变了信息连接的方式；指数型技术在迅速颠覆着现有的商业世界；人工智能已经开始抢占人类的工作岗位……

未来，到底需要什么样的人才？

改变命运唯一的策略是你要变成终身学习者。未来世界将不再需要单一的技能型人才，而是需要具备完善的知识结构、极强逻辑思考力和高感知力的复合型人才。优秀的人往往通过阅读建立足够强大的抽象思维能力，获得异于众人的思考和整合能力。未来，将属于终身学习者！而阅读必定和终身学习形影不离。

很多人读书，追求的是干货，寻求的是立刻行之有效的解决方案。其实这是一种留在舒适区的阅读方法。在这个充满不确定性的年代，答案不会简单地出现在书里，因为生活根本就没有标准确切的答案，你也不能期望过去的经验能解决未来的问题。

湛庐阅读APP：与最聪明的人共同进化

有人常常把成本支出的焦点放在书价上，把读完一本书当做阅读的终结。其实不然。

时间是读者付出的最大阅读成本
怎么读是读者面临的最大阅读障碍
"读书破万卷"不仅仅在"万"，更重要的是在"破"！

现在，我们构建了全新的"湛庐阅读"APP。它将成为你"破万卷"的新居所。在这里：

- 不用考虑读什么，你可以便捷找到纸书、有声书和各种声音产品；
- 你可以学会怎么读，你将发现集泛读、通读、精读于一体的阅读解决方案；
- 你会与作者、译者、专家、推荐人和阅读教练相遇，他们是优质思想的发源地；
- 你会与优秀的读者和终身学习者为伍，他们对阅读和学习有着持久的热情和源源不绝的内驱力。

从单一到复合，从知道到精通，从理解到创造，湛庐希望建立一个"与最聪明的人共同进化"的社区，成为人类先进思想交汇的聚集地，共同迎接未来。

与此同时，我们希望能够重新定义你的学习场景，让你随时随地收获有内容、有价值的思想，通过阅读实现终身学习。这是我们的使命和价值。

湛庐阅读APP玩转指南

湛庐阅读APP结构图:

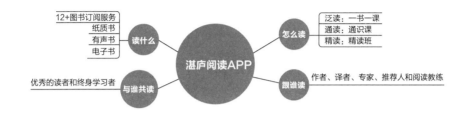

12+图书订阅服务
纸质书
有声书
电子书
读什么

泛读:一书一课
通读:通识课
精读:精读班
怎么读

湛庐阅读APP

优秀的读者和终身学习者
与谁共读

跟谁读
作者、译者、专家、推荐人和阅读教练

三步玩转湛庐阅读APP:

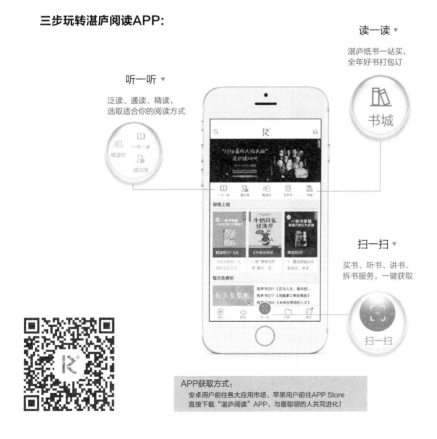

读一读 ▼

湛庐纸书一站买,
全年好书打包订

书城

听一听 ▼

泛读、通读、精读,
选取适合你的阅读方式

扫一扫 ▼

买书、听书、讲书、
拆书服务,一键获取

扫一扫

APP获取方式:
安卓用户前往各大应用市场、苹果用户前往APP Store
直接下载"湛庐阅读"APP,与最聪明的人共同进化!

使用APP扫一扫功能，
遇见书里书外更大的世界！

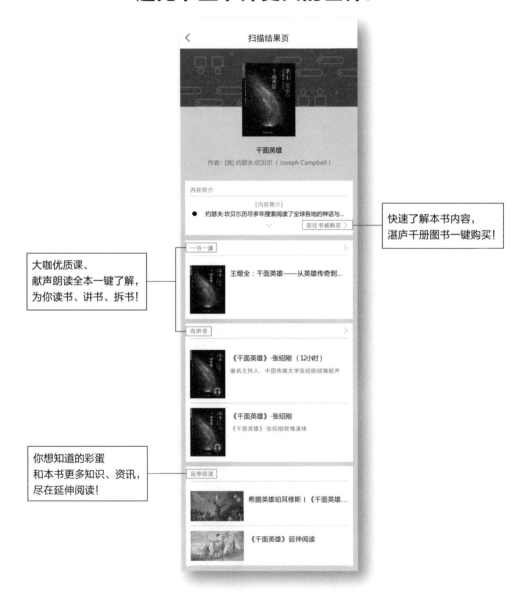

大咖优质课、
献声朗读全本一键了解，
为你读书、讲书、拆书！

快速了解本书内容，
湛庐千册图书一键购买！

你想知道的彩蛋
和本书更多知识、资讯，
尽在延伸阅读！

湛庐文化获奖书目

《爱哭鬼小隼》
国家图书馆"第九届文津奖"十本获奖图书之一
《新京报》2013年度童书
《中国教育报》2013年度教师推荐的10大童书
新阅读研究所"2013年度最佳童书"

《群体性孤独》
国家图书馆"第十届文津奖"十本获奖图书之一
2014"腾讯网·啖书局"TMT十大最佳图书

《用心教养》
国家新闻出版广电总局2014年度"大众喜爱的50种图书"生活与科普类TOP6

《正能量》
《新智囊》2012年经管类十大图书，京东2012好书榜年度新书

《正义之心》
《第一财经周刊》2014年度商业图书TOP10

《神话的力量》
《心理月刊》2011年度最佳图书奖

《当音乐停止之后》
《中欧商业评论》2014年度经管好书榜·经济金融类

《富足》
《哈佛商业评论》2015年最值得读的八本好书
2014"腾讯网·啖书局"TMT十大最佳图书

《稀缺》
《第一财经周刊》2014年度商业图书TOP10
《中欧商业评论》2014年度经管好书榜·企业管理类

《大爆炸式创新》
《中欧商业评论》2014年度经管好书榜·企业管理类

《技术的本质》
2014"腾讯网·啖书局"TMT十大最佳图书

《社交网络改变世界》
新华网、中国出版传媒2013年度中国影响力图书

《孵化Twitter》
2013年11月亚马逊（美国）月度最佳图书
《第一财经周刊》2014年度商业图书TOP10

《谁是谷歌想要的人才？》
《出版商务周报》2013年度风云图书·励志类上榜书籍

《卡普新生儿安抚法》（最快乐的宝宝1·0~1岁）
2013新浪"养育有道"年度论坛养育类图书推荐奖

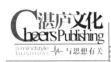

延伸阅读

《未来医疗》

◎ 享誉全美的医疗预言家,《颠覆医疗》作者埃里克·托普前瞻之作。全景展现未来医疗图景,定位移动医疗的下一个风口。

◎ 大数据时代下,以高科技应用为代表的新型医疗模式,将赋予患者更多的自主权,你将成为自己身体的CEO。

◎ 引领医疗变革,开启以患者为中心的民主医疗新时代,深度解密全球性感女星安吉丽娜·朱莉的医疗决策,拉开根据个人健康GIS做出医疗选择的序幕。

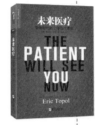

《最好的告别》

◎ 亚马逊年度好书,《纽约时报》畅销书,《展望》杂志年度"全球思想家"阿图医生划时代之作。

◎ 全美最优秀的医生作家挑战禁忌题材,讲述死亡和医药的局限,也有关自主、尊严、快乐地活到终点。

◎ 2014《经济学人》年度好书,《华盛顿邮报》十大好书,英国《卫报》年度最佳心理学书,美国医生必读书。

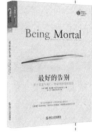

《梅奥住院医生成长手记》

◎ 北京大学常务副校长、医学部常务副主任力荐,医生必读书目。北京大学医学人文研究院教授主编,医学人文经典著作。

◎ 将近1500个由生命、死亡和无眠夜晚交织而成的日子,构筑成这段从生涩到成熟的医生成长之旅,原名《住院医生夜未眠》。

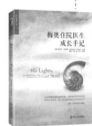

《哈佛医学生的历练》

◎ 全球顶级学府医学生历练实录,教你如何成为一名真正的医生。剖陈高度敏感的医患关系的矛盾与纠葛,直指令人无言以对的生命奥义。

◎ 走近哈佛医学生的临床实习生活,上演真人版"急诊室的故事",穿上白袍医者之路便永无止境,原名《白袍》。

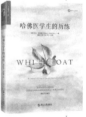

图书在版编目（CIP）数据

最好的抉择：关于看病就医你要知道的常识 /（美）格罗普曼，哈茨班德著；鞠玮婕，邓力译 .—杭州：浙江人民出版社，2016.7

ISBN 978-7-213-07480-6

Ⅰ.①最…　Ⅱ.①格…　②哈…　③鞠…　④邓…　Ⅲ.①医学–基本知识　Ⅳ.①R

中国版本图书馆 CIP 数据核字（2016）第 148271 号

浙江省版权局
著作权合同登记章
图字：11-2016-201 号

上架指导：社会科学

最好的抉择： 关于看病就医你要知道的常识

［美］杰尔姆·格罗普曼　帕米拉·哈茨班德　著

鞠玮婕　邓　力　译

出版发行：浙江人民出版社（杭州体育场路 347 号　邮编　310006）
　　　　　市场部电话：(0571) 85061682　85176516

集团网址：浙江出版联合集团　http://www.zjcb.com

责任编辑：王放鸣　蔡玲平

责任校对：姚建国

印　　刷：天津中印联印务有限公司

开　　本：720 mm × 965 mm　1/16　　　　印　　张：17.5

字　　数：218 千字　　　　　　　　　　　　插　　页：2

版　　次：2016 年 7 月第 1 版　　　　　　　印　　次：2018 年 5 月第 4 次印刷

书　　号：ISBN 978-7-213-07480-6

定　　价：54.90 元

如发现印装质量问题，影响阅读，请与市场部联系调换。